慢性筋骨疾病的中医治疗与养护

主编 韩平

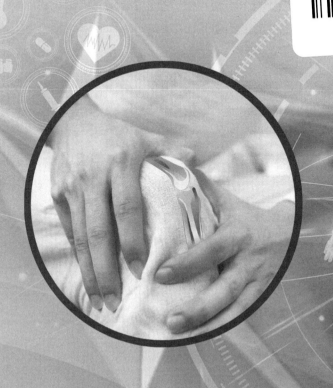

U0273812

全国百佳图书出版单位
中国中医药出版社
·北 京·

图书在版编目（CIP）数据

慢性筋骨疾病的中医治疗与养护 / 韩平主编 . —北京：中国中医药出版社，2022.3

ISBN 978 – 7 – 5132 – 6616 – 1

Ⅰ . ①慢…　Ⅱ . ①韩…　Ⅲ . ①筋膜疾病—中医疗法　Ⅳ . ① R274.3

中国版本图书馆 CIP 数据核字（2020）第 267030 号

中国中医药出版社出版

北京经济技术开发区科创十三街 31 号院二区 8 号楼

邮政编码　100176

传真　010-64405721

三河市同力彩印有限公司印刷

各地新华书店经销

开本 710×1000　1/16　印张 12　字数 164 千字

2022 年 3 月第 1 版　2022 年 3 月第 1 次印刷

书号　ISBN 978 – 7 – 5132 – 6616 – 1

定价　48.00 元

网址　www.cptcm.com

服 务 热 线　010-64405510

购 书 热 线　010-89535836

维 权 打 假　010-64405753

微信服务号　**zgzyycbs**

微商城网址　**https://kdt.im/LIdUGr**

官 方 微 博　**http://e.weibo.com/cptcm**

天猫旗舰店网址　**https://zgzyycbs.tmall.com**

如有印装质量问题请与本社出版部联系（010-64405510）

慢性筋骨疾病的中医治疗与养护

编 委 会

主　编　韩　平

副主编　刘洪波　廖兴富

编　委　韩　平　刘洪波　廖兴富　靖春颖
　　　　邱　龙　韩琳馨

内容提要

筋骨疾病是指骨关节及其周围筋肉的损伤与疾病,《慢性筋骨疾病的中医治疗与养护》旨在介绍常见筋骨疾病的诊断方法、治疗方法及临床应用中的经验。第一至四章从筋伤学的发展概况,筋骨疾病的病因病机、临床症状与体征及治疗方法做了详细的介绍;第五章选取了脊柱、上肢、下肢的常见疾病,从疾病的病因病机、临床症状及诊断、治疗方法进行阐述,让大家能认识疾病、诊断疾病,并对疾病进行预防、治疗及养护。

编写本书的目的是使刚进入临床工作的医生、患者及有养生需求的百姓在看过本书后,了解与掌握中医筋骨疾病的基本理论与疾病诊断、治疗的基本方法,为今后从事中医或骨伤专科临床工作打下坚实的基础,或为广大群众生活中的自我诊断与养护提供帮助。

目　录

引　言

随着我国老龄化的逐渐加重和现代生活的影响，筋骨损伤越来越多，筋骨疾病越来越成为影响人们日常生活和工作的主要慢性疾病。

什么是筋骨疾病？

筋骨疾病属于中医伤科范畴，由于外伤或慢性劳损、筋骨的退行性改变、感受风寒湿邪等侵袭造成筋骨的损伤。筋骨疾病影响人们的日常生活和工作，严重的会造成畸形、残障。

中医学对筋的认识很早，早在《灵枢·经筋》篇就有"足太阳之筋，起于足小趾，上结于踝……足太阴之筋，起于足大趾之端内侧，上结于内踝……手太阳之筋，起于小指之上，结于手腕……手太阴之筋，起于大指之上，循指上行，结于鱼后"。指出了十二经筋的起始、走向和止结部位。现代医学对筋的认识更加广泛，将四肢、头、颈、项、胸、腰、背部除骨骼以外的软组织皆可称为"筋"。综合历代中医文献记载，结合现代医学解剖知识，所谓"筋"主要是指人体皮肤、皮下浅筋膜、深筋膜、肌肉、肌腱、腱鞘、韧带、关节囊、滑膜囊、椎间盘、周围神经及血管等软组织。

筋骨疾病包括哪些疾病？

筋伤是骨伤科最常见的疾患，在工农业生产、日常生活、交通运输、体育活动、军事训练及战场上皆可发生，外来暴力、强力扭转、牵拉压迫、跌仆闪挫或慢性劳损及风寒湿邪侵袭等均可导致筋伤。在生活和工作中有此困扰的人非常的多，当运动过量出现肌肉、肌腱疼痛时，当工作过于劳累出现颈肩腰腿疼痛时，都应关注：你的"筋"可能有损伤了。筋与骨在生理和病理上有密切关系，肝主筋，肾主骨，故有"肝肾同源"之说。同时，"骨"也可能有损伤。

伤科疾病治疗，中医强调筋骨并重？

这类疾病如何治疗呢，是不是简单地做些按摩、理疗就可以好转了呢，传统中医认为筋伤与骨伤可同时发生，也可单独发生，并能相互影响。因此，遵循中医的"肝肾同源"之说，应该筋骨并重，同时进行治疗和调理，并遵循内外结合，调理肝肾。

第一章　中医筋伤学发展概况

中医伤科学的发展，从有文字记载至今已有3000多年之久，因此，中医学很早就对筋骨疾病有所认识。在历史的长河中，中医学对于筋骨疾病的认识及其治疗，积累了丰富的经验，并日趋完善、成熟。

筋伤学形成和发展于人类社会的生产和生活实践之中，从帛画《导引图》记载的44幅治痹、厥的各种术式中，我们可以看到古人对包括筋骨疾病在内的疾病的治疗、保健方法。大致可分为以下几个时期。

（一）原始氏族时期

从远古时代，我们的祖先就在中华大地上生息繁衍、生产劳动着。据史料考证，先民在劳动、生活和原始部落之间的冲突中，在与虫蛇猛兽的搏斗中，各种创伤疾病在所难免。为了医治损伤，古人通过用手抚摸、按压肿痛之处以祈求减轻疼痛，用树叶、草茎等涂擦、包扎伤口或固定肢体以止血、消肿、止痛，这便是外治法的起源，也是筋骨疾病原始疗法的起源。

（二）商周时期

据古文字专家考证，出土于公元前13世纪的商代甲骨文卜辞中就有"疾手""疾肘""疾胫""疾止"等病名记载，并有使用按摩、外敷药物治病的记录。公元前11世纪的《周礼·天官》载有"以酸养骨，以辛养筋，以咸养脉，以甘养肉"等理论。《礼记·月令孟秋》载："命理瞻伤、察创、视折、审断，决狱讼必端平。"蔡邕注："皮曰伤，肉曰创，骨曰折，骨肉皆绝曰断。"说明当时对筋骨损伤已经有了相当的认识，并进行了分类记载。

《吕氏春秋·古乐篇》介绍有："昔陶唐之始，阴多滞伏而湛积……民气郁阏而滞着，筋骨瑟缩不达，故作为舞以宣导之。"提出了用导引的方法来治疗筋骨疾病。

（三）战国、秦汉时期

战国、秦汉时期，《黄帝内经》《难经》《神农本草经》等医籍相继问世，奠定了中医药学的理论基础，也奠定了筋骨疾病诊治学的理论基础。《黄帝内经》中除有"筋"的概念外，还有"筋膜""经筋""宗筋"等名称，并提出了"宗筋主束骨而利关节也"（《素问·痿论》），说明了人体的筋附着于骨上，其主要功能是连接关节、络缀形体、主司关节运动等。因此，凡是肢体运动功能障碍或丧失的病变，都可责之于筋。《素问·长刺节论》："病在筋，筋挛节痛，不可以行，名曰筋痹。"《灵枢·经筋》："经筋之病，寒则反折筋急，热则筋弛纵不收，阴痿不用。"《黄帝内经》对"筋"的论述内容是很丰富的，不但其提出的有关概念一直沿用到现代，而且以后中国历代医家对于"筋"的生理、病理的论述都是在《黄帝内经》的基础上阐发的。《神农本草经》则记载了60多种治疗折骨绝筋、腰痛、痹痛的药物，这些药物至今仍在临床治疗筋骨疾病中经常使用。

《黄帝内经》《难经》等医籍对筋骨疾病诊治学更为重要的影响在于其阐述了人体是一个有机的整体，构成人体的各个组成部分之间在结构上是不可分割的，在功能上是相互协调、相互为用的，在病理上是相互影响的。这种以五脏为中心，通过经络系统，把六腑、五体、五官、九窍、四肢、百骸等全身组织器官联系成有机整体，并通过精、气、血、津液来完成机体功能运动的认识不仅一直有效地指导着筋骨疾病诊治学的临床实践，而且奠定了筋骨疾病诊治学辨证论治的理论基础。

《素问·痿论》曰："治痿独取阳明。"至今对痹病、痿证的辨证治疗仍具有一定的指导意义。1973 年，考古学家在长沙马王堆汉墓发掘了一批这个时期的医学佚书，其中《五十二病方》载有痈、骨疽、肿瘤等病名，并有治痈疽方 22 首，运用了多种治疗方法。

汉末三国时期医学家华佗发明了麻醉法用于施行外科手术，进行了包括历史上著名的"刮骨疗毒"手术等。汉代华佗创编了"五禽之戏"，以"引挽腰体，动诸关节"，达到"谷气得消，血脉流通，病不得坐"。因此，部分筋伤疾患亦可在"血脉流通"中得到防治。

晋代葛洪所著《肘后救卒方》对筋伤肿胀、疼痛等用活血化瘀药物内服外用治疗，并加入酒剂以加强活血力量，或用药物熨患处，或用药酒、药醋涂擦患处以缓解症状。直至现在，这些方法仍沿用来治疗软组织损伤疾病。

隋代巢元方等编著了《诸病源候论》一书，其中如"金疮伤筋断骨候""金疮筋急相引不得屈伸候"等记载了人体运动障碍、循环障碍、神经麻痹等临床症状，并介绍了筋的断裂伤、开放性伤口的正确缝合方法。唐代孙思邈《备急千金要方》不仅记载了筋骨疾病的内外用药，还记载了"老子按摩法""天竺国按摩法"，归纳了擦、捻、抱、推、振、打、顿、捺等治疗筋骨疾病的手法。

唐代蔺道人著《仙授理伤续断秘方》是我国现存的第一部中医骨伤科专著。该书强调的动静结合、筋骨并重、内外兼治和医患合作的治疗思想，逐渐成为筋骨疾病治疗中所遵循的基本原则。

宋、元代近四百年间，是中国骨伤临床学科迅速发展的历史时期，涌现了不少医学专著。如李仲南《永类钤方》、危亦林《世医得效方》等，对元代以前的骨伤科成就进行了总结和发挥，逐步确立了治疗创伤活血化瘀、养血舒筋和培元固肾的三期用药原则。这三期用药原则在筋骨疾病治疗中同样具有重要意义，配合以辛热芳香、温经散寒和活血定痛为主的洗药、淋洗药、熨药、贴药和敷药等外治方法，奠定了筋骨疾病治疗内外用药的基本原则。

宋代张杲在《医说》中记载了采用脚踏转轴及竹管搓滚舒筋治愈骨折后膝、踝关节功能障碍的病例，反映了这一时期医家在筋伤治疗中已能有效地运用练功疗法。

明清两代在总结前人成就的基础上，又使骨伤科的理论得到了不断充实和提高，尤其是手法和固定方法有了较大的提高和发展，骨伤科的专著也逐渐增多。

明初，太医院制度分为13科。骨伤科分为"接骨"和"金镞"两个专科，到隆庆五年（1571）改名外科和正骨科（又名正体科）。医事制度的逐步完善为临床诊治技术和理论的发展、提高创造了有利的条件。薛己在《正体类要》中介绍了大量的骨伤科医案，该书序文对此概括后指出："肢体损于外，则气血伤于内，营卫有所不贯，脏腑由之不和。"阐明和强调了骨伤科疾病局部和整体的辩证关系。朱棣等著的《普济方》、异远真人著的《跌损妙方》、李时珍著的《本草纲目》和王肯堂著的《证治准绳》等著作，都收集了大量有关筋伤治疗的方剂、药物和医案等资料，对筋伤学的发展起到了承前启后的作用。

清代吴谦等编著了《医宗金鉴·正骨心法要旨》，系统地总结了历代骨伤科的诊治经验，对筋伤的诊断和手法治疗有了明确的记载。该书把正骨手法归纳为摸、接、端、提、推、拿、按、摩八法，其中的"摸"法主要用于筋伤疾病的诊断，"推、拿、按、摩"等手法则主要用于治疗各种筋骨伤疾病。

筋伤学在我国有几千年的历史了，历代医家积累了丰富的治疗经验。但由于诊疗技术主要依赖于师授家传才得以延续下来，并散在于老一辈的中医师和民间之中而形成了多种派别，但因缺乏综合整理和提高，学术发展比较缓慢。

中华人民共和国成立以后，党和政府十分重视发掘、继承和发展中医药学。各地著名的中医骨伤科专家被聘到各级院校和医院从事教学和医疗工作，使过去靠"师授家传"的筋伤诊疗技术得以系统地整理、研究、提高，并整理成专著出版。全国各地的有关学术研究团体、专业学会相继成立。这些学术团体和研究会在国内外进行了广泛的学术交流和研讨，促进了筋伤学理论和临床诊断、治疗技术的提高和发展。

第二章　筋骨疾病的病因病机

一、病因

病因系指疾病的发病因素，筋骨疾病病因比较复杂，中医学对此论述颇多。如《黄帝内经》中分为"坠落""击仆""举重用力""五劳所伤"等。《金匮要略·脏腑经络先后脉证第一》中提出："千般疢难，不越三条"，即"一者，经络受邪，入脏腑，为内所因也；二者，四肢九窍，血脉相传，壅塞不通，为外皮肤所中也；三者，房室、金刃、虫兽所伤"。虽然历代医家对本病病因的分类有所不同，但归纳起来亦不外外因和内因两大类。

（一）外因

外因是指从外界作用于人体引起筋骨疾病的因素，主要是指外力伤害，但与外感六淫之邪也有密切关系。

1.外力伤害　是指外界暴力所致的损伤，如跌仆、坠落、撞击、闪挫、扭捩或压轧等。根据外力的性质不同，一般可分为直接暴力、间接暴力和持续劳损3种。

（1）直接暴力：是指直接作用于人体而引起筋损伤的暴力，如棍棒打击、撞压碾轧等，多引起筋的挫伤。

（2）间接暴力：是指远离作用部位，因传导而引起筋损伤的暴力，如因肌肉急骤、强烈而不协调地收缩和牵拉，而造成肌肉、肌腱、韧带的撕裂或断裂，多引起筋的扭伤。

（3）持续劳损：是指反复、长期地作用于人体某一部位的较小的外力作用所致，为引起慢性原发性筋伤的病因之一。如长期弯腰工作而致的腰肌劳损、反复的伸腕用力而致的网球肘等疾病，就属于这一类筋伤。中医学对劳损筋伤有"久视伤血，久卧伤气，久坐伤肉，久立伤骨，久行伤筋"的描述，认为久行、久坐、久卧、久立，或长期以不正确姿势劳动、工作，或不良生活习惯而使人体某一部位长时间过度用力等积累外力可以造成伤筋。由于生活方式的改变，如坐位工作增加、电脑等电子产品的使用等，现代筋伤疾病多是此种病因。

2. 风寒湿邪侵袭　外感六淫邪气与筋伤疾患关系密切，如损伤后受风寒湿邪侵袭，可使急性筋伤缠绵难愈或使慢性筋伤症状加剧。《诸病源候论·卒腰痛候》指出："夫劳伤之人，肾气虚损。而肾主腰脚，其经贯肾络脊，风邪乘虚，卒入肾经，故猝然而患腰痛。"《仙授理伤续断秘方》曰："损后中风，手足痿痹，不能举动，筋骨乖张，挛缩不伸。"说明各种损伤可因风寒湿邪乘虚侵袭，经络阻塞，气机不得宣畅，引起肌肉挛缩或松弛无力，而致关节活动不利，肢体功能障碍。感受风寒湿邪还可致落枕等疾患，如《伤科补要》说："感冒风寒，以患失颈头不能转。"

风寒湿邪侵袭是筋伤中比较常见的病因，故在辨证论治中应特别注意这一特点。尤其关注患者的生活习惯，如空调、风扇的使用，寒凉食物的的摄入等。

（二）内因

内因是指受人体内部因素影响而致筋伤的因素。无论是急性损伤还是慢性劳损，虽都与外力作用因素有着密切关系，但是一般都有相应的各种内在因素和对应的发病规律。《素问·评热病论》指出："邪之所凑，其气必虚。"《灵枢·百病始生》说得更为透彻："风雨寒热，不得虚，邪不能独伤人……此必因虚邪之风，与其身形，两虚相得，乃客其形。"说明了外在因素和人体内在因素的密切关系。这不仅对外感六淫和内伤七情病证的发病而言，对筋伤的发病也不例外。因此，在研究病因时不能忽视机体内在因素对疾病的影响，必须注意内因在发病学上的重要作用。筋伤常与年龄、体质、局部解剖结构等内在因素有十分密切的关系，与从事的职业有直接联系。下面我们从年龄、体质、局部解剖结构和职业4个方面来说明内在因素对筋伤的影响。

1. 年龄　年龄不同，筋伤的好发部位和发生率也不一样。《灵枢·天年》说："人生十岁，五脏始定，血气已通，其气在下，故好走。二十岁，血气始盛，肌肉方长，故好趋。三十岁，五脏大定，肌肉坚固，血脉盛满，故好步……六十岁，心气始衰，苦忧悲，血气懈惰，故好卧。七十岁，脾气虚，皮肤枯。"由于年龄的差异，气血、脏腑的盛衰，动静各别，筋伤不一。例如，少儿气血未盛，筋骨发育不全，多易发生扭伤、错缝、桡骨头半脱位或先天性髋关节脱位等。青壮年活动能力强，筋肉的撕裂、断裂伤较为常见。老年人气虚血衰，少动而好静，则劳损和关节、筋膜、肌肉粘连或活动功能障碍的疾病较为多见，故有"年过半百，筋骨自痛"之说，如肩周炎、颈椎病、腰肌劳损等在老年人中的发病率较高。

2. 体质　体质的强弱与筋伤的发生有密切关系。如《素问·经脉别论》在论述病因中指出："当是之时，勇者气行则已，怯者则着而为病也。"体质因素每与先天因素和后天摄养、锻炼有关。《灵枢·寿夭刚柔》："人之生也，有刚有柔，有弱有强。"说明先天禀赋不同，可以形成个体差异。先天禀赋不足或后天失养、气血虚弱、肝气虚损者，体质较弱，举动无力，稍过劳累，即感筋骨酸痛，易发劳损。先天充盛、又善摄养、经常参加体育锻炼者，气血充沛，体力健壮，则不易损伤，即使遇有损伤，一般恢复也较快。

3. 解剖结构　局部解剖结构对筋伤的影响表现在两个方面。一是解剖结构的正常与否与筋伤的影响。解剖结构正常，承受外力的能力就强，因而也就不易造成筋伤，反之，解剖结构异常，承受外力的能力相应减弱也就容易发生筋伤。例如，腰骶部如有先天性畸形，这种局部解剖结构的先天异常就容易造成腰部扭伤。二是局部解剖结构本身的强弱对筋伤的影响。人体解剖结构有强弱之分，有些部位的解剖结构较强，不易造成损伤，有些部位的解剖结构较弱，就容易损伤。例如，髋关节其骨质结构和周围的韧带等组织都较强大，若不是较强大的暴力就不易造成髋关节部位的筋伤。而肩关节是全身活动范围最大的关节，其关节盂浅而窄，关节周围韧带也较薄弱，故损伤的机会也就比其他部位多。位于多动关节骨突或骨沟内的肌腱和腱鞘，也常容易发生肌腱炎或腱鞘炎。

4. 职业　职业虽然不属于人体本身的内在因素，但它对机体的影响及与筋伤的关系都比较密切。职业不同，所处的工作环境和工作性质不同，常见的筋伤疾病也不同。例如，网球运动员易患网球肘，手部各种软组织的损伤多发生在手部劳动频繁或缺乏必要防护设备的机械工人、编织工人，如扳机指、腕管综合征等，腰部慢性劳损多发生在建筑工人、煤矿工人等，长期伏案工作的人容易发生颈部肌肉劳损和颈椎病，运动员、舞蹈演员或杂技演员则易发生扭挫伤。因此，从某种意义上讲，职业也可说是筋伤的一种致病因素。

（三）内因与外因的关系

筋伤的病因比较复杂，但归纳起来不外内因和外因两大类，其中外力伤害和慢性劳损为主要的致病因素。不同的外因可以引起不同的筋伤疾患，但由于内因的影响，在同一外因情况下，筋伤的种类、性质和程度都可有所不同。所以，筋伤疾病的发生，外因虽然是重要的，但亦不能忽视内在因素。必须正确处理外因和内因的辩证关系，通过分析疾病的症状、体征来推理病因，从而提供治疗的根据，亦即是要做到"辨证求因""审因论治"。

二、病机

人体是由脏腑、经络、皮肉、筋骨、气血、津液等共同组成的一个整体。筋伤可导致脏腑、经络、气血的功能紊乱，除出现局部的症状之外，常可引起一系列的全身反应。"肢体损于外，则气血伤于内，营卫有所不贯，脏腑由之不和。"明确地指出了外伤与内损、局部与整体之间的相互关系，辩证地说明了损伤的病理机制和发展变化的规律。这对于正确指导临床诊断、治疗和判断预后，至今还具有现实指导意义。

（一）气血病机

1. 气血的生理功能　气血运行于全身，周流不息，外而充养皮肉筋骨，内而灌溉五脏六腑，气血与人体的一切生理活动和各种病理变化密切相关。

"气"一方面来源于与生俱来的肾之精气，另一方面来源于从肺吸入的自然之清气和由脾胃所化生的"水谷精气"。前者为先天之气，后者乃后天之气，这两种气相互结合而形成"真气"，成为人体生命活动的动力源泉，也可以说是维持人体生命活动最基本的力量。《灵枢·刺节真邪》说："真气者，所受于天，与谷气并而充身者也。"真气形成之后，沿着经脉分布到全身各处，与各个脏腑、组织的特点结合起来，就成为各种具有不同特点、不同功能的气，如心气、肺气、胃气、肾气、营气、卫气等。气是一种流动的物质，气的运动形式只有通过人体各个脏腑、组织的生理活动才能体现出来。它的主要功能是一切生理活动的推动作用，温养形体的温煦作用，防御外邪侵入的防御作用，血和津液的化生、输布、转化的气化和固摄作用。总之，气在全身流通，无处不到，上升下降，维持着人体的动态平衡。

"血"由脾胃运化而来的水谷精气变化而成。《灵枢·决气》说："中焦受气取汁，变化而赤，是谓血。"血形成之后，循行于脉中，依靠气的推动而周流于全身，有营养各个脏腑、器官、组织的作用。《素问·五脏生成》说："肝受血而能视，足受血而能步，掌受血而能握，指受血而能摄。"说明全身的脏腑、皮肉、筋骨都需要得到血液的充足营养，才能进行各种生理活动。

"气"与"血"两者的关系十分密切。血随气沿着经脉而循行于全身，以营养五脏、六腑、四肢、百骸。气与血两者有着密切联系，相互依附，周流不息。《素问·阴阳应象大论》阐述了气血之间的关系："阴在内，阳之守也；阳在外，阴之使也。"而《血证论·吐血》则比喻为："气为血之帅，血随之而运行；血为气之守，气得之而静谧。"血的流行靠气的推动，气行则血随之运行。这些阴阳、内外、守使等概念，不仅说明了气血本身的特点，而且也生动地阐明了二者之间相互依存的关系。

2. 筋伤与气血的关系 气血与损伤的关系极为密切，当人体受到外力损伤后，常可导致气血运行紊乱而产生一系列的病理变化。人体一切筋伤病的发生、发展无不与气血有关，气血调和能使阳气温煦，阴精滋养。若气血失和，便会百病丛生。《素问·调经论》中指出："五脏之道，皆出于经隧，以行血气，血气不和，百病乃变化而生，是故守经隧焉。"又如《杂病源流犀烛·跌仆闪挫源流》中所说："跌仆闪挫，卒然身受，由外及内，气血俱伤病也。"损伤后气血的循行不得流畅，则体表的皮肉筋骨与体内的五脏六腑均将失去濡养，以致脏器组织的功能活动发生异常，而产生一系列的病理变化。所以，气血与损伤的关系是筋伤病机的核心内容。现将伤气、伤血分述如下：

（1）伤气：由于负重用力过度，或举重呼吸失调，或跌仆闪挫、击撞胸部等，以致人体气机运行失常。一般可分为气滞与气虚，但损伤严重者可出现气闭、气脱等证。

①气滞：气运行于全身，应该流通疏畅，如人体某一部分、某一脏腑发生病变或受外伤，气机不利，都可使气的流通发生障碍，出现"气滞"的病理现象。《素问·阴阳应象大论》说："气伤痛，形伤肿。"气本无形，

故郁滞则气聚，聚则似有形而实无质，气机不通之处，即伤病所在之处，必出现胀闷疼痛。因此，痛是气滞的主要证候，如气滞发生于胸胁，则胸胁胀痛，呼吸、咳嗽时均可牵掣作痛等。其特点为外无肿形，自觉疼痛范围较广，痛无定处，体表无明显压痛点。气滞在伤科中多见于胸胁损伤，如胸胁迸伤、挫伤后，则出现胸胁部的疼痛、胀闷等气滞证候。

②气闭：常为损伤严重而骤然导致气血错乱，气为血壅，闭而不宣。其主要见证为出现一时性的晕厥、昏迷不省人事、窒息、烦躁妄动或昏睡困顿等。《医宗金鉴·正骨心法要旨》有"或昏迷目闭，身软而不能起，声气短少，语言不出，心中忙乱，睡卧喘促，饮食少进"等描述。常发生于严重损伤的患者。

③气虚：是全身或某一脏腑、器官、组织出现功能减弱和衰退的病理现象。在伤科疾病患者中如某些慢性损伤患者、严重损伤的恢复期患者、体质虚弱者和老年患者等均可见到。其主要证候是疲倦乏力、语声低微、呼吸气短、胃纳欠佳、自汗、脉细软无力等。

④气脱：损伤可造成气随血脱。本元不固而出现气脱，是气虚最严重的表现。气脱者多有突然昏迷或醒后又昏迷，表现目闭口开、面色苍白、呼吸浅促、四肢厥冷、二便失禁、脉微弱等证候。常发生于开放性损伤失血过多、头部外伤等严重损伤。

（2）伤血：由于跌打坠堕、辗轧挤压、拳击挫撞及各种机械冲击等伤及经络血脉，以致损伤出血，或瘀血停积而产生全身症状。一般分为出血和瘀血两种。正如《证治准绳·疡医》中引用刘宗厚所说："损伤一证，专从血论。但须分其有瘀血停积或亡血过多之证。盖打扑坠堕，皮不破而内损者，必有瘀血。若金刃伤皮出血，或致亡血过多，二者不可同法而治。"所以，损伤后血的生理功能失常可出现各种病理现象。主要有血瘀、血虚和血热，这3种情况和伤气又有互为因果的关系。

①血瘀：血液循行于脉管之中，流布全身，周流不休，运行不息。如全身血流不畅或因血溢脉外，局部有离经之血停滞，便会出现血瘀的病理

现象。血瘀可由局部损伤出血及各种内脏和组织发生病变所形成。在伤科疾患中的血瘀多属于局部损伤出血所致。血有形，形伤肿，瘀血阻滞，不通则痛，故血瘀会出现局部肿胀、疼痛。疼痛如针刺刀割，痛点固定不移，是血瘀最突出的一个症状。也就是说，瘀血病与气滞痛的性质有所不同，瘀血痛常随瘀血所在之处而表现有固定部位，不是痛无定处。血瘀时还可在伤处出现肿胀、青紫，同时由于瘀血不祛，可使血不循经，出血反复不止。在全身多表现为面色晦暗、皮肤青紫、舌暗或有瘀斑、脉细或涩等证候。

因为气血之间有着不可分割的关系，所以在伤科疾患中，气滞血瘀每多同时并见。《素问·阴阳应象大论》说："气伤痛，形伤肿。故先痛而后肿者，气伤形也；先肿而后痛者，形伤气也。"李中梓的注解是："气喜宣通，气伤则壅闭而不通，故痛；形为质象，形伤则稽留而不化，故肿。"在伤科中的形伤肿即指瘀血造成肿胀而言。马莳的注解说："然其为肿为痛，复有相因之机，先有是痛而后发肿者，盖以气先受伤而形亦受伤，谓之气伤形也；先有肿而后为痛者，盖以形先受伤，而气亦受伤，谓之形伤气也。形非气不充，气非形不生，形气相为依附，而病之相因者又如此。"说明伤气者，每多兼有血瘀，而血伤瘀凝，必阻碍气机流通。临床上每多气血两伤，肿痛并见，但有所偏胜，或偏重伤气，或偏重伤血，以及先痛后肿或先肿后痛等不同情况，故在治疗上常须理气活血同时并进。

②血虚：是体内血液不足所发生的病变，其原因主要是由于失血过多或心脾功能不佳、生血不足所致。在伤科疾患中，由于失血过多，新血一时未能及时补充；或因瘀血不祛，新血不生，或因筋骨严重损伤，累及肝、肾，肝血肾精不充，都可导致血虚。

血虚证候表现为面色不华或萎黄、头晕、目眩、心悸、手足发麻、心烦失眠、爪甲色淡、唇舌淡白、脉细无力。在伤科疾患中还可表现为局部损伤之处久延不愈，甚至血虚筋挛、皮肤干燥、头发枯焦，或关节缺少血液滋养而僵硬、活动不利。

血虚患者往往由于全身功能衰退，可出现气虚证候。气血俱虚则在伤科疾患中表现为损伤局部愈合缓慢，功能长期不能恢复等。

在创伤严重失血时，往往会出现四肢厥冷、大汗淋漓、烦躁不安，甚至晕厥等虚脱症状。血虽以气为帅，但气的宁谧温煦需要血的濡养。失血过多时，气浮越于外而耗散、脱亡，出现气随血脱、血脱气散的虚脱证候。

③血热：损伤后积瘀化热或肝火炽盛、血分有热均可引起血热。临床可见发热、口渴、心烦、舌红绛、脉数等证候，严重者可出现高热昏迷。积瘀化热，邪毒感染，尚可致局部血肉腐败，酝酿液化成脓。《正体类要·正体主治大法》说：“若患处或清窍出血者，肝火炽盛，血热错经而妄行也。”若血热妄行，则可见出血不止等。

（3）急性筋伤与气血的关系：急骤的暴力作用可致气血运行失常。如《杂病源流犀烛·跌仆闪挫源流》说：“跌仆闪挫，卒然身受，由外及内，气血俱伤病也。”又说：“忽然闪挫，必气为之震，震则激，激则壅，壅则气之周流·身者，忽因所壅，而凝则血亦凝一处……是气失其所以为气矣。气运乎血，血本随气以周流，气凝而血亦凝矣，气凝在何处，则血亦凝在何处矣。人至气滞血凝，则作肿作痛，诸变百出。”详细阐明了损伤与气血的关系。“跌仆闪挫”“卒然身受”虽为皮肉筋骨损伤，但亦必损及气血，形成气滞、血瘀。气血瘀阻，为肿为痛，故《素问·阴阳应象大论》有“气伤痛，形伤肿。故先痛而后肿者，气伤形也，先肿而后痛者，形伤气也”之说。如瘀血逆于肌腠则局部肿胀，滞于体表则皮肤青紫。

（4）慢性筋伤与气血的关系：《洞天奥旨》曰：“气血旺则外邪不能感，气血衰则内正不能拒。”说明了气血的盛衰与筋伤的关系。筋的正常生理赖气以煦之，血以濡之。若气血虚弱之人，筋肉失养，失养则虚，虚则不耐疲劳，因而“内正”不能拒其“外邪”。所以，虽较小的外力，或单一姿势的长期操作，或风寒湿邪侵袭，皆可致筋的损伤。疲劳则筋伤，气血运行阻滞，不通则痛，故慢性筋伤常表现为局部酸痛，且常与气候变化关系密切。

（二）精津病机

1.精津的生理功能　精是构成人体和维持生命活动的基本物质，即肾的先天之精与后天水谷之精。津液是人体内一切正常水液的总称，主要是指体液而言。清而稀薄者称为津，浊而浓稠者称为液。津，多布散于肌表，以渗透润泽皮肉、筋骨之间，有温养充润的作用，所以《灵枢·五癃津液别》说："以温肌肉，充皮肤，为其津。"汗液、尿液均为津所化生。津血互生，血液得津液的不断补充，才能在周身环流不息，故《灵枢·痈疽》说："津液和调，变化而赤为血。"液，流注、浸润于关节、脑筋之间，以滑利关节、濡养脑髓和骨髓，同时也有润泽肌肤的功能。津和液都是体内正常的水液，两者之间可互相转化，故并称津液，有充盈空窍，滑利关节，润泽皮肤、肌肉、筋膜、软骨，濡养脑髓和骨髓，即所谓填精补髓等生理功能。津液的生成、吸收和转输代谢都需要通过有关脏腑的作用，如脾胃的吸收运化，肺的宣发肃降、通调水道，肾的温煦气化，三焦运行下输等。

2.伤筋与精津的关系　气、血、津、液主要来源于水谷之精气，它们共同组成人体生命活动的基本物质，在人体的整个生理活动过程中，气血与精津相互为用，密切联系。

《灵枢·营卫生会》说："夺血者无汗，夺汗者无血。"血液的盈亏与津液的盛衰相互影响，如在损伤大出血后，可出现口干烦渴、皮肤干燥和尿少等津液不足的证候，因此《伤寒论》中有"衄家不可发汗"和"亡血家不可发汗"之戒。

伤筋而致血瘀时，由于积瘀生热，热邪灼伤津液，可使津液出现一时性消耗过多，而使滋润作用不能很好发挥，出现口渴、咽燥、大便干结、小便短少、舌苔黄而干糙等症。由于重伤久病，常能严重耗伤阴液，除了可见较重的伤津证候外，还可见全身情况差、舌色红绛而干燥、舌体瘪瘰、舌苔光剥、口干而不甚欲饮等症。

津液与气有密切的关系，损伤而致津液亏损时，气亦随之受损。津液大量丢失，甚至可导致"气随液脱"。而气虚不能固摄，又可致津液损伤。

伤筋后如果有关脏腑的气机失调，必然会影响"三焦气化"，妨碍津液的正常运行而导致病变。人体水液代谢调节，虽然是肺、脾、肾、三焦等脏器共同的职能，但起主要作用的是肾。这是因为三焦气化生于肾气、脾阳根源于肾阳、膀胱的排尿功能依赖于肾的气化作用之故。肾气虚衰时可见小溲清长或水液积聚的表现，如局部或下肢浮肿。关节滑液停积时，可积聚为肿胀。

《灵枢·本神》说："两精相搏谓之神。"《灵枢·平人绝谷》说："神者，水谷之精气也。"《素问·六节藏象论》说："味有所藏，以养五气，气和而生，津液相成，神乃自生。"精、气、神三者，前人称为三宝，气的化生源于精，精的化生赖于气，精气生而津液成则表现为神；若精气伤、津液损，则失神，临床表现为危候。如机体因创伤、失血引起休克时，便会出现神态异常（反应迟钝、表情淡漠、精神恍惚、烦躁不安或不省人事）、肢体出汗、皮肤湿润、尿量减少等征象。

津液的代谢正常与否与筋伤疾病的发生、发展有着密切关系。

（1）急性筋伤与津液的关系：津液主要来源于水谷精气，为人体生命活动的物质基础之一。当发生严重的软组织损伤时，除气血受损外，常有津液的损伤。大面积皮肤撕脱损伤、严重的软组织挤压伤，患者常出现口渴、皮肤枯燥无华、尿少、便秘、苔黄燥等津液不足的证候。《灵枢·营卫生会》曰："夺血者无汗，夺汗者无血。"说明了血与津液的关系。外伤气血亏损，津液也必然亏耗，造成津液代谢失调。

（2）慢性筋伤与津液的关系：筋膜、肌腱与津液的关系十分密切。关节频繁活动、疲劳受损，易导致津液代谢失调；反之，津液亏虚亦常为关节、肌腱劳损的发病内因。津液代谢失调，积聚肿胀，可出现如慢性滑膜囊炎等。

（三）脏腑病机

脏腑是化生气血、通调经络、濡养皮肉筋骨、主持人体生命活动的主要器官。《杂病源流犀烛·跌仆闪挫源流》指出："虽受跌仆闪挫者，为一身之皮肉筋骨，而气既滞，血既瘀，其损伤之患，必由外侵内，而经络脏腑并与俱伤……其治之法，亦必于经络脏腑间求之。"说明了跌仆筋伤与脏腑的密切关系。

1. 筋伤与肝、肾的关系 《黄帝内经》指出，五脏各有所主，如"肝主筋""肾主骨""肝肾同源"，说明肝、肾与筋的密切关系很早就广泛地运用于伤科临床中。

（1）肝主筋：《素问·五脏生成》说："肝之合筋也。"《素问·六节藏象论》说："肝者其华在爪，其充在筋。""肝主筋"即指全身筋的功能与肝脏有密切关系，《素问·五脏生成》曰："故人卧血归于肝……足受血而能步，掌受血而能握，指受血而能摄。"肝血流盈才能使筋得到充分濡养，以维持正常的生理功能。若肝肾虚衰，或先天不足，后天失养，肝肾不足，肝血亏损，则血不养筋。筋失荣养则常成为筋伤疾患的内因，故《素问·上古天真论》说："七八肝气衰，筋不能动，天癸竭，精少，肾脏衰，形体皆极。"临床常表现为老年人手足拘挛、肢体麻木、屈伸不利等。

肝的病变可导致筋脉损伤，同样外伤筋脉亦可致内伤于肝，故《医宗金鉴·正骨心法要旨》指出："凡跌打损伤、坠堕之证，恶血留内，则不分何经，皆以肝为主。盖肝主血也，故败血凝滞，从其所属必归于肝。"

（2）肾藏精生髓，主骨：由于筋附于骨，故筋伤疾病与肾有着密切关系，肾虚亦常为筋伤疾患的内因。《灵枢·五癃津液别》曰："阴阳不和，则使液溢而下流于阴，髓液皆减而下，下过度则虚，虚故腰背痛而胫酸。"阐明了房劳伤肾、肾虚筋伤、腰痛胫酸的病机。《素问·痹论》说："肾痹者，善胀，尻以代踵，脊以代头。"特别是慢性腰痛与肾虚的关系更为密切。前人认为，腰为肾之府，肾虚则腰痛。如《诸病源候论·腰痛不得俯仰候》说："肾主腰脚。""劳损于肾，动伤经络，又为风冷所侵，血气击搏，故腰痛也。"《医宗必读》认为腰痛的病因"有寒有湿，有风热，有挫伤，有瘀血，有滞气，有积痰，皆标也，肾虚其本也"。同样，筋伤疾病亦可导致肾虚，如强力举重、闪挫日久等。《素问·痹论》说："五脏皆有合，病久而不去者，内舍于其合也。"

2. 筋伤与脾、胃的关系　脾主肌肉、四肢，主运化；胃主受纳，腐熟水谷，为"水谷之海""六腑之大源"。脾胃功能协调，受纳五谷，转输水谷精微，以养五脏之气。它对气血的生成、提供维持人体正常生命活动所必需的营养起着重要作用，故前人有"脾胃为后天之本""气血生化之源"之称。人体的筋肉等组织亦皆依赖脾胃的营养才能发达丰满，臻于健壮。如胃受纳失权，脾运化失司，则清阳不布，气血亏虚，常致筋肉失养，临床可表现为筋肉萎缩、四肢倦怠、举动无力，甚则可发为筋痿、肉痿等。如《素问·太阴阳明论》说："四肢皆禀气于胃，而不得至经，必因于脾，乃得禀也。今脾病不能为胃行其津液，四肢不得禀水谷气，气日以衰，脉道不利，筋骨肌肉皆无气以生，故不用焉。"《素问·痿论》说："阳明者，五脏六腑之海，主润宗筋，宗筋主束骨而利机关也。阳明虚，则宗筋纵，带脉不引，故足痿不用也。"故古人有"治痿独取阳明"之说，说明四肢功能的正常与否和脾胃关系甚为密切。此外，临床上筋伤肉痿的治愈时间和功能恢复程度皆与脾胃功能相关，若脾胃功能正常，则肌肉壮实，四肢活动有力，受伤后易于恢复正常。反之，则肌肉消瘦，四肢痿软、懈怠、举动无力，伤后不易恢复。所以，筋伤一证，虽外在皮肉筋膜，但亦要注意调理脾胃，以利损伤之恢复。

3. 筋伤与心、肺的关系　心主血脉，肺主气。心肺功能的正常与否直接影响人体气血循行和营养输布，它与筋伤疾病有着密切联系。《素问·经脉别论》说："肺朝百脉，输精于皮毛。毛脉合精，行气于府……留于四脏。"说明了肺有输布水谷精微的功能。降血与肺气相互依存，血的运行有赖气之推动，而气的输布也需要血的运载，故有"气为血帅"，

"血为气母"之说。心肺功能协调，气血才能正常发挥温煦濡养全身的作用，筋骨受损伤后才能较快痊愈。在病理情况下，若肺气虚弱，宗气不足则血运无力，循环瘀阻。反之，若心气不足或心阳不振，血脉运行不畅，也会影响肺的输布、宣降功能。而心肺病变也会诱发筋伤疾患发生，如《素问·痿论》说："肺热叶焦，则皮毛虚弱急薄，著则生痿躄也。心气热……枢折挈，胫纵而不任地也。"又说："大经空虚，发于肌痹，传为脉痿。"此外，严重的筋伤疾病也可导致心肺功能失常，而出现体倦无力、气短自汗、心悸、胸闷等气血虚损的症状。

心藏神，与人的神志、思维活动有密切相关。《素问·灵兰秘典论》说："心者，君主之官也，神明出焉。"如筋伤严重或开放性筋伤，邪毒感染，可出现热毒攻心，扰乱神明，临床上常表现为神昏、谵语、不省人事等症状。

（四）经络病机

经络是运行气血、联络脏腑、沟通表里上下及调节各部功能的通路。《灵枢·本脏》说："经脉者，所以行血气而营阴阳、濡筋骨、利关节者也。"指出了经络有运行气血、营运阴阳、濡养筋骨、滑利关节的作用。《灵枢·经别》又说："夫十二经脉者，人之所以生，病之所以成，人之所以治，病之所起。"也可以说人体的生命活动、疾病的发生发展都是通过经络来实现的。临床跌仆闪挫所致筋伤常与经络有密切关系，如《圣济总录·伤折门》说："若因伤折，内动经络，血行之道不得宣通，瘀积不散，则为肿为痛，治宜除去恶瘀，使气血流通，则可以复元也。"指出了跌仆筋伤致经络受损，经络阻塞，气血之道不得宣通，导致气滞血瘀、为肿为痛的病机。同样，如经络为病，气血瘀阻不通，又可导致筋肉失养而发生筋伤疾患，其发病也常累及经络循行所过部位。如腰为肾之府，肾之经络入脊内，贯脊至腰，络膀胱。膀胱经挟脊，抵腰，络肾，并下行臀及股后外侧，沿小腿后行于足背外侧，止于足小趾至阴穴。故肾与膀胱经脉的病变常可引起腰、臀部向下肢放射性疼痛，并可在承扶、委中、承山、昆仑穴找到压痛点。在治疗方面，经络病机与筋伤病的辨证论治亦有着密切关系。如《伤科真传秘抄》中说："若为伤科而不知此十二经脉之系统，则虽有良药，安能见效，而用药、用手法，亦非遵循于此不可也。"所以，治疗的方法亦必于经络脏腑间求之。

（五）筋骨、关节病机

肢体的运动是依靠筋骨来完成的。筋附于骨上，大筋联络关节，小筋附于骨外。筋的主要功能是联属关节，络缀形体，主司关节运动。《素问·五脏生成》说："诸筋者，皆属于节。"《灵枢·经脉》说："筋为刚。"言筋应坚韧刚强，才能发挥其束骨而利关节的功能。《杂病源流犀烛·筋骨皮肉毛发病源流》中对于筋的功能论述更为详细透彻，书中指出："筋也者，所以束节络骨，绊肉绷皮，为一身之关纽，利全体之运动者也，其主则属于肝。故曰：'筋者，肝之合。'按人身之筋，到处皆有，纵横无算。"骨为奇恒之腑，为肾所主，《灵枢·经脉》说："骨为干。"《素问·脉要精微论》说："骨者，髓之腑，不能久立，行则振掉，骨将惫矣。"扼要地指出了骨的作用，不但为立身之骨干，还内藏骨髓，与人的站立、行走等功能有着密切关系。

人体的肢体运动有赖于筋骨，但筋骨的强劲有力离不开气血的温煦濡养、脏腑经络功能的协调统一，特别是筋骨为肝肾之外合，故筋骨与肝肾的关系尤为密切。在筋伤疾病发生时，但伤及气血津液，严重时亦可造成脏腑内伤。凡跌仆闪挫之证，筋骨首当其冲，受伤机会最多。临床上常表现为局部疼痛、肿胀、关节屈伸不利。严重时可发生筋断、筋裂、筋位失常，使功能丧失。在"伤骨"的病证中，如骨折时，由于筋附着于骨的表面，筋亦往往受损伤。关节脱位时，关节四周筋膜多有破损。所以，在治疗骨折、脱位时都应考虑筋伤这个因素，忽略了它，就不能取得满意疗效。慢性劳损亦多导致筋的损伤，如"久行伤筋"，说明了过度行走可致筋的损伤。此外，慢性筋伤又常与风、寒、湿三气的侵袭有着密切关系。临床上筋伤疾患甚多，其证候表现、病理变化复杂多端，如筋急、筋缓、筋挛、筋缩、筋痿、筋惕等，宜细审之。骨缝是指骨与骨相连接处的间隙，也是关节之间的间隙，存在于可动关节和微动关节。这些关节在外力的作用下引起微细的离位，即称为骨错缝。骨错缝实际上是指关节骨缝错开而言。从人体解剖结构来说，所有关节只要外力达到一定程度，都可发生关节的完全脱位、半脱位或关节错缝。《伤科汇纂·上歌诀》曰："大抵脊筋离出位，至于骨缝裂开绷，将筋按捺归原处，筋若宽舒病体轻。"认为伤筋离位也可能导致骨缝裂开，当离筋回复原位，裂开的骨缝随之复位，肢体即感轻松舒适。

引起骨错缝的外力作用是多方面的，如直接外力、间接外力、肌肉拉力等。但主要是间接外力、强力扭转、牵拉、闪挫或过伸等，使关节运动超过正常的生理活动范围而产生骨错缝。这时因关节失去了正常解剖位置，关节周围的关节囊、韧带被拉紧，而使错缝关节不能自行复位，或错缝关节内产生负压，将滑膜吸入关节腔内，阻碍关节自行复位，如腰椎关节突关节滑膜嵌顿症就是这种原因造成的。筋的损伤可使骨缝处于交锁错位，如踝关节损伤使踝关节周围的肌腱、韧带撕裂或断裂，踝关节失去稳定性，就可能造成踝关节的骨错缝。筋伤后使筋离开了原来正常的解剖位置，骨错缝在筋的牵拉下处于交锁状态而不能自行复位，全身的各关节突关节最易出现这种病理变化。相反，关节突关节扭伤使关节突关节在外力的作用下出现了微细的离位，关节周围的关节囊、韧带等软组织也会发生相应改变，如关节囊的破裂，韧带、筋膜的撕裂等。总之，骨错缝与筋伤是相互影响的。骨错缝必然导致筋伤，而筋伤如发生在关节部位也可以引起骨错缝。治疗时往往纠正了骨错缝后筋就可自然恢复正常位置，从而使临床症状迅速消失。

第三章　筋骨疾病的临床症状及体征

一、临床症状

全面系统地掌握筋伤的临床症状是筋伤诊断的重要环节，对所收集的临床资料加以正确的分析、归纳是做出正确诊断的基础。筋伤的临床症状主要是疼痛、肿胀和功能障碍等，但因致伤外力的大小、性质和程度的不同，也各不相同。临床症状多与损伤的程度和部位有关。一般急性筋伤发病突然，大都有较明显的外伤史，临床症状也较典型，诊断比较容易，但要注意是否有骨折、脱位等并发症。慢性筋伤一般没有明显的外伤史，起病缓慢，发病原因也多种多样，症状逐渐出现，常易漏诊、误诊，要注意鉴别诊断。掌握筋伤的临床症状对于提高筋伤疾病的诊断水平有很大帮助。

（一）疼痛

肢体受外来暴力撞击、强力扭转或牵拉压迫等，首先引起受伤处局部疼痛。一般来说，急性损伤疼痛较剧烈，慢性损伤疼痛较缓和，多为胀痛、酸痛，或与活动牵拉有关。神经挫伤后有麻木感或电灼样放射性剧痛。肌肉、神经或血管损伤一般在受伤后立即出现持续性疼痛，而肌腱、筋膜、肋软骨等损伤产生的疼痛常在突然发作后缓解一段时间，然后疼痛又渐渐加重。

（二）肿胀

一般筋伤均有不同程度的局部肿胀，其程度多与外力的大小、损伤的程度有关。外力小，损伤程度轻，局部肿胀也就轻；外力大，损伤程度重，局部肿胀就较严重。伤后血管破裂形成血肿，肿胀局部呈现青紫色的瘀血斑，一般比较局限，出血量较多的局部血肿有波动感。血管未破者常因神经反射反应引起血管壁渗透增加而形成肿胀。较大面积的碾挫伤，因损伤面积较大，渗出液也较多，肿胀多发生在浅表层，波动感较明显，临床上称为潜行剥脱伤。此外，临床上还常见一种慢性肿胀，多表现为患肢远端肿胀，末端温度降低，肤色暗或发绀，晚期呈现慢性充血，患肢远端处于低位时肿胀明显加重，又称为体位性水肿。其主要是由于四肢筋伤后伤情较重，经络受损，气血运行不畅；或包扎固定过紧，影响气血流通；或患肢下垂多，活动少，局部静脉回流不畅，多见于年老体弱患者。

（三）畸形

筋伤后可能出现畸形，但与骨折畸形有明显区别。筋伤畸形多由肌肉、韧带断裂收缩所致。如肌肉、韧带断裂后，可出现收缩性隆凸，断裂缺损处有空虚凹陷畸形。例如，前锯肌损伤可以出现翼状肩胛畸形，检查时要仔细辨别，并与健侧肢体对比。

（四）功能障碍

筋伤后的肢体由于疼痛和肿胀，大多会出现不同程度的功能障碍。检查关节的运动和活动范围及肌力，对于损伤部位的诊断帮助很大。有无超过正常运动范围的活动，对鉴别肌肉、肌腱或韧带等属撕裂伤还是断裂伤有很大意义。神经系统损伤后可以引起支配区域感觉障碍或肢体功能丧失。因神经损伤、肌腱断裂引起的功能障碍，其特点是主动活动障碍，被动活动正常。若关节主动活动和被动活动都受限者，一般是因为损伤后肌肉、肌腱、关节囊粘连挛缩而引起关节活动障碍。

二、临床常见体征及检查

（一）颈部检查法

1. 分离试验　医者一手托住患者颏下，另一手托住枕部，然后逐渐向上牵引头部，如患者感到颈部和上肢的疼痛减轻，即为阳性。提示颈椎椎间孔狭窄，神经根受压。（见图3-1，图3-2）

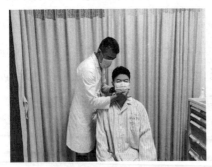 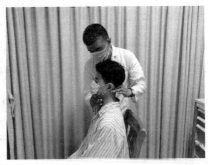

图3-1　颈椎分离试验（正面）　　　　图3-2　颈椎分离试验（侧面）

2. 挤压试验　患者取坐位，医者双手手指互相嵌夹相扣，以手掌面下压患者头顶，两前臂掌侧夹于患者头两侧以保护，不使头颈歪斜。当双手向下挤压时，颈部或上肢出现疼痛加重，即为阳性。检查时对疼痛予以定位。

3. 吸气转头试验　又称艾得松（Adson）试验。患者取坐位，医者用手指摸到患者的桡动脉，同时将其上肢外展、后伸并外旋。然后嘱患者深吸气并把头部下颏转向被检查的一侧，医者感到患者的桡动脉搏动明显减弱或消失，即为阳性。提示有颈肋或前、中斜角肌挛缩等病变。

4. 臂丛神经牵拉试验　患者坐位，头微屈。医者立于患者被检查侧，一手置该侧头部，推头部向对侧，同时另一手握该侧腕部作相对牵引，此时臂丛神经受牵拉，若患肢出现放射痛、麻木，则视为阳性。颈椎综合征

患者常出现该试验阳性。（见图 3-3）

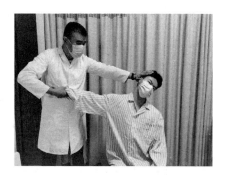

图 3-3　臂丛神经牵拉试验

（二）腰背部检查法

1. 直腿抬高试验　患者仰卧位，双下肢伸直靠拢。嘱患者先将一侧下肢伸直抬高到最大限度，然后放回检查床面，再如此检查另一侧下肢，两侧作对比，正常时腿和检查床面之间的角度约 80°。当任一侧腿抬高过程中出现下肢放射性疼痛和抬高幅度受限时，为直腿抬高试验阳性，提示有腰椎间盘突出症、梨状肌综合征、椎管内肿瘤等病变。（见图 3-4）

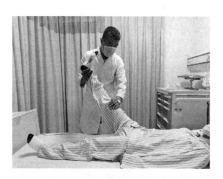

图 3-4　直腿抬高试验

2. 仰卧屈膝屈髋试验　患者仰卧位，两腿靠拢，嘱其尽量屈髋、屈膝。医者双手按压患者双膝，使大腿尽量靠近腹壁，此时腰骶部呈被动屈曲状态。如腰骶部出现疼痛，本试验为阳性。表明腰骶韧带有损伤或腰骶关节有病变。

3. 拾物试验　本试验主要用于检查小儿脊柱前屈功能有无障碍。先取一物置于地面，让小儿拾起，注意观察其拾物的姿势。如直立弯腰拾物为正常。当脊柱有病变，腰不能前屈时，患儿屈髋、屈膝，腰部板直，一手扶住膝部下蹲，用另一手拾物。此为拾物试验阳性。

4. 俯卧背伸试验　本试验用于检查婴幼儿脊柱病变。嘱患儿俯卧位，医者提起其双足，出现腰部过伸，脊柱呈弧形后伸状态为正常。若提起双足时，脊柱呈强直状态，大腿、骨盆和腹壁同时离开床面，此为俯卧背伸试验阳性。

（三）骨盆检查法

1. 骨盆挤压试验　患者仰卧位，医者两手分别于髂骨翼两侧同时向中线挤压骨盆，如发生疼痛，即为骨盆挤压试验阳性，提示骨盆有骨折或骶髂关节有病变。（见图 3-5）

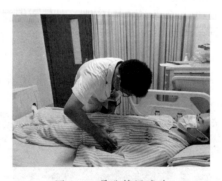

图 3-5　骨盆挤压试验

2. 床边试验　又称盖斯兰（Gaenslen）试验。患者仰卧，医者将其移至检查床边，一侧臀部放在床外，让该侧的腿在床边下垂，医者按压此腿使髋后伸，同时按压患者另一侧腿的膝关节，使之尽量屈髋、屈膝，使大腿靠近腹壁，这样使骨盆产生前后扭转的力，如骶髂关节发生疼痛，则本试验为阳性。表明骶髂关节有病变。

3. "4"字试验　又称帕切克（PatriCk）试验。患者仰卧，将其一侧下肢膝关节屈曲，髋关节屈曲、外展、外旋，把足架在另一侧腿的膝关节上，双下肢呈"4"字形，医者一手放在患者屈曲的膝关节内侧，另一手放在对侧髂前上棘前面，然后两手向下压，如骶髂关节处出现疼痛，本试验为阳性，表明骶髂关节有病变。（见图3-6）

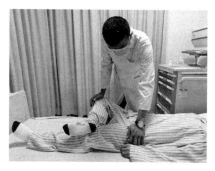

图 3-6　"4"字试验

4. 骨盆分离试验　患者仰卧位，医者两手分别置于两侧髂前上棘前面，两手同时向外下方推压，若出现疼痛，即为骨盆分离试验阳性，表明有骨盆骨折或骶髂关节病变。（见图3-7）

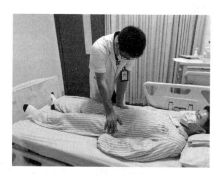

图 3-7　骨盆分离试验

5. 斜扳试验　患者仰卧，一侧腿伸直，另一侧腿屈髋、屈膝各90°，医者一手扶住该侧屈曲的膝部，另一手按住同侧肩部，医者用扶膝部的手推患者的腿内收并使该侧的髋关节内旋，如骶髂关节发生疼痛，本试验即为阳性。

6. 单髋后伸试验 患者俯卧位，两下肢伸直，医者一手按住患者骶骨背面，另一手肘部托住一侧大腿，用手握住该侧小腿，向上提起下肢，使髋关节被动后伸，如骶髂关节处疼痛，本试验为阳性。两侧作对比检查。该试验用于检查骶髂关节病变。

（四）肩部检查法

1. 搭肩试验 又称杜加（Dugas）试验，主要检查肩关节有无脱位。检查时先嘱患者屈肘，将手搭于对侧肩上，如果手能搭到对侧肩部，且肘部能贴近胸壁为正常。若手能搭到对侧肩部，肘部不能靠近胸壁；或肘部能靠近胸壁，手不能搭到对侧肩部，均属阳性征。（见图3-8）

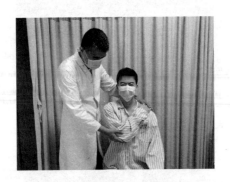

图 3-8　搭肩试验

2. 落臂试验 用以诊断肌腱袖有无破裂。检查时患者取站立位，将患肢被动外展90°，然后令其缓慢地放下，如果不能慢慢放下，出现突然直落到体侧，为本试验阳性，说明肩部肌腱袖有破裂。

3. 肱二头肌抗阻力试验 又称叶加森（Yergason）试验，主要用于诊断肱二头肌长头腱滑脱或肱二头肌长头肌腱炎。检查时嘱患者屈肘90°，医者一手扶住患者肘部，一手扶住腕部，嘱患者用力屈肘、外展、外旋，医者给予阻力，如出现肱二头肌腱滑出，或结节间沟处产生疼痛为阳性征，前者为肱二头肌长头腱滑脱，后者为肱二头肌长头肌腱炎。

4.疼痛弧试验　嘱患者肩外展或被动外展其上肢，当外展到60°～120°范围时，冈上肌腱在肩峰下摩擦，肩部出现疼痛为阳性，这一特定区域的外展痛称疼痛弧。

（五）肘部检查法

1.腕伸肌紧张试验　检查时一手握住患者肘部，屈肘90°，前臂旋前位，掌心向下半握拳，另一手握住手背部使之被动屈腕，然后于患者手背部施加阻力，嘱患者伸腕，此时肱骨外上髁处发生疼痛则为阳性，表明有肱骨外上髁炎。

（六）腕和手部检查法

1.腕三角软骨挤压试验　检查时嘱患者屈肘90°，掌心向下，医者一手握住患者前臂远端，另一手握住手掌部，使患手被动向尺侧偏斜，然后伸屈腕关节，使腕关节尺侧发生挤压和研磨，如疼痛明显即为阳性，表明三角软骨有损伤。

2.握拳试验　又称芬克斯坦（Finkel-stein）试验，用于诊断桡骨茎突狭窄性腱鞘炎。检查时嘱患者屈肘90°，前臂中立位握拳，并将拇指握在掌心中，医者一手握住前臂远端，另一手握住患者手部使腕关节向尺侧屈腕，若桡骨茎突部出现剧烈疼痛，则本试验为阳性。

3.指浅屈肌试验　医者将被检查处的手指固定于伸直位，然后嘱患者屈曲需检查手指的近端指间关节，若不能屈曲，表明该肌腱有断裂或缺如。

4.指深屈肌试验　检查时将患者掌指关节和近端指间关节固定在伸直位，然后让患者屈曲远端指间关节，若不能屈曲，表明该肌腱可能有断裂或该肌肉的神经支配发生障碍。

（七）髋部检查法

1. 髋关节承重机能试验　又称存德林伯（Trendelenburg）试验。检查时患者直立位，背向医者，嘱患者单腿站立，并保持身体直立，当一腿离开地面时，负重侧的臀中肌立即收缩，将对侧的骨盆抬起，表明负重侧的臀中肌功能正常，本试验为阴性。如不负重一侧的骨盆不抬高，甚至下降，表明负重侧的臀中肌无力或功能不全，此为本试验阳性。

2. 髂胫束挛缩试验　又称欧伯（ober）试验。检查时患者侧卧，患侧下肢在上，嘱其尽量外展，然后屈膝90°，使髂胫束松弛，然后放松外展的大腿，大腿下降到内收位，本试验阴性，表明髂胫束正常。若外展的大腿放松后仍保持在外展位，本试验为阳性，表明髂胫束挛缩。

3. 髋关节屈曲挛缩试验　又称托马（Thomas）试验。检查时患者仰卧，腰部放平，嘱患者分别将两腿伸直，注意腿伸直过程中，腰部是否离开床面，向上挺起，如某一侧腿伸直时，腰部挺起，本试验为阳性，则该侧髋关节有屈曲挛缩。另一方法是嘱患者一侧腿完全伸直，另一侧腿屈髋、屈膝，使大腿贴近腹壁，腰部下降贴近床面，伸直一侧的腿自动离开床面，向上抬起，亦为阳性征。

（八）膝部检查法

1. 回旋挤压试验　又称麦克马瑞（Mc Murray）试验，检查时患者仰卧，医者一手握足，一手固定膝关节，使患者膝关节极度屈曲，尽力使胫骨长轴内旋，并向内推挤膝关节使其外翻，小腿外展，慢慢伸直膝关节。如果膝关节外侧有弹响和疼痛，即本试验为阳性，表明外侧半月板有损伤。按上述原理作反方向动作，使膝关节外旋内翻，小腿内收，然后伸直膝关节，如果有弹响和疼痛，即为阳性征，表明内侧半月板有损伤。（见图3-9，图3-10）

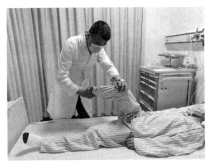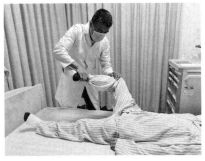

图 3-9　膝关节回旋挤压试验（1）　　图 3-10　膝关节回旋挤压试验（2）

2. 研磨提拉试验　又称阿普莱（Apley）试验。

（1）挤压或研磨试验：患者俯卧位，膝关节屈曲 90°，医者一手固定腘窝部，另一手握住患肢足部，向下压足，使膝关节面靠紧，然后作小腿旋转动作。如有疼痛，提示有半月板破裂或关节软骨损伤。

（2）提拉试验：本试验有助于鉴别损伤处发生在半月板还是在侧副韧带。患者俯卧，膝关节屈曲 90°，医者一手按住大腿下端，另一手握住患肢足踝部，提起小腿，使膝离开检查床面，做外展、外旋或内收、内旋活动，若出现膝外侧或内侧疼痛，则为提拉试验阳性。表明有内侧或外侧副韧带损伤。

3. 膝侧副韧带损伤试验　检查时患者仰卧位，膝关节伸直，如检查内侧副韧带，医者一手置患者膝外侧推膝部向内，另一手拉小腿外展，这时产生松动感和内侧疼痛，即为本试验阳性，表明膝内侧副韧带损伤或撕裂。反之，检查外侧副韧带有无损伤或断裂。

4. 抽屉试验　检查时患者仰卧位，双膝屈曲 90°，医者用大腿压住患者的足背，双手握住小腿近端用力前后推拉。如果小腿近端向前移动，表明前交叉韧带断裂；反之，有向后过多的移动，表明后交叉韧带断裂。（见图 3-11，图 3-12）

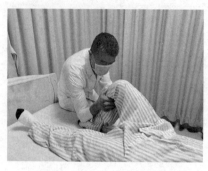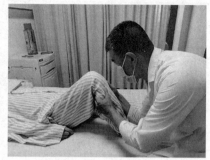

图 3-11　膝关节抽屉试验（1）　　　图 3-12　膝关节抽屉试验（2）

5. 浮髌试验　检查时患腿伸直，医者一手压在髌上囊部，向下挤压使积液局部于关节腔。然后用另一手拇、中指固定髌骨内外缘，食指按压髌骨，若感觉髌骨有漂浮感，重压时下沉，松指时浮起，此即浮髌试验阳性。表明膝关节腔内有积液。

6. 绞锁征　患者坐位或仰卧位，嘱其膝关节屈伸活动数次，若出现关节疼痛且不能屈伸，即为阳性征，表明半月板撕裂、移位而发生膝关节绞锁。

第四章　筋骨疾病的治疗

一、治疗原则

1. 筋骨并重　筋与骨在生理和病理上有密切关系，肝主筋，肾主骨，故有"肝肾同源"之说。筋伤与骨伤可同时发生，也可单独发生，并能相互影响。例如，筋的损伤性痉挛可使骨关节处于交锁或错位，反之，骨关节错位也可改变筋的正常生理位置而使筋受损伤。日常所见的长期姿势不正确或用力不当，可致肌肉、韧带和筋膜损伤，如老年腰椎间盘退变缩小、椎间隙狭窄、韧带松弛、椎体失稳，轻微的外力可使椎间关节突关节产生移位而产生各种下腰痛症状。因此，临床治疗应注重"筋骨并重"的原则，弄清筋与骨关节间的病理变化，既要治疗筋的损伤，又要治疗骨关节的损伤，这样便可事半功倍，此即为"筋柔才骨正，骨正才筋柔"。

2. 内外兼治　人体是统一的整体，无论是跌仆损伤，还是外邪侵袭，损伤筋骨，经络受累，将使气血运行紊乱，严重者消耗津液，伤及脏腑。若脏腑气血受伤，可导致经络失调，加重外伤病情。所以，外伤与内损密切相关，彼此影响。在筋伤治疗中需要把握"内外兼顾"的原则，既要外治筋骨、皮肉损伤，又要内治脏腑、气血的病变。临床上可根据损伤的病理变化，或以外治为主，或以内治为主，或内、外治并重，灵活运用。通过针对性的治疗，尽量做到内外兼顾。这对于提高治疗效果、巩固疗效，有着极为显著的作用。

3. 急慢各异 筋伤临床上有急、慢性损伤之分，急性筋伤因暴力所致，气滞血瘀，肿痛明显；慢性筋伤常因反复损伤或治疗不当，迁延日久，缠绵难愈，脏腑、气血虚弱，筋骨失养，风寒湿邪乘虚而入，致四肢拘挛，活动不能。两者病因病机上的区别，决定了它们在治法上的差异。急性筋伤多以行气活血、消肿止痛为主；慢性筋伤则宜补益扶正，兼祛除外邪。由于急性筋伤可因失治、误治而成慢性，慢性筋伤也可由外力诱因而急性发作，临床上常可见病证实中夹虚，虚中夹实，虚实夹杂，变证多端。故治疗之法，应重视辨证，具体分析，"病无常形，治无常法，医无常方，药无常品"，绝不能拘泥于一方一法。

4. 保健与治疗结合 一部分筋伤是因人们缺乏足够的自我预防保健知识所引起的，特别是慢性筋伤，治疗过程中常出现功能恢复缓慢或留有后遗症。所以，应将治疗与预防、保健密切结合起来，其目的就是尽快促使组织愈合，功能恢复。保健应当是积极的，除避免过度疲劳、注意休息外，还可采取药物调补和功能锻炼等方法。实践证明，功能锻炼对于筋伤恢复确有良效，《吕氏春秋》有"形不动则精不流，精不流则气郁"的记载。合理的肢体关节活动和全身锻炼，能推动气血流通，促进祛瘀生新，使筋骨关节得到滋养，有利于慢性筋伤的修复。但是，锻炼必须持之以恒，才能取得效果。

二、中药治疗

筋伤的治疗应以辨证论治为基础，贯彻局部与整体兼顾、内治与外治相结合的原则。既要注意局部损伤的变化，又要重视脏腑、气血的盛衰，既要注意内服药物的治疗，又要重视外用药物的运用，并以八纲辨证和经络、脏腑、气血等辨证为治疗依据，根据损伤的虚实、久暂、轻重或缓急等具体情况采用不同的治疗方法。筋伤的治疗，新伤当以化瘀、通络、止痛为主；如迁延失治，络道阻碍，血不荣筋，则筋膜僵硬，治宜以养血荣筋为主；若关节筋膜陈旧性损伤反复发作、留瘀未化者，当活血和营、舒筋通络；若患肢肉削形瘦，气血失养，治当重补气血；若筋伤而风寒湿乘虚侵袭，则以温经通络为主，辅以化瘀祛风湿；若筋伤感染或血瘀化热、腐筋蚀骨而见局部红肿热痛、高热烦躁或血热妄行者，当清热解毒、凉血止血。

（一）内治法

《正体类要·序》曰："肢体损于外，则气血伤于内，营卫有所不贯，脏腑由之不和。"阐明局部筋伤通过气血、经络可影响到脏腑及全身。因此，治疗应从整体着眼，辨病与辨证相结合，将筋伤的发生、发展、转归的连续性及阶段性与三期辨证用药结合起来。内治法常用的剂型有汤剂、酒剂、丹剂、丸剂和散剂等，近年来也有把内服药制成针剂、冲剂或片剂的，更方便于临床使用。

1. 初期治法 筋伤初期（伤后 1～2 周）以气滞血瘀、疼痛、肿胀或瘀血化热为主。根据"结者散之"的原理，宜用攻利法，常用攻下逐瘀法、行气活血法和清热凉血法。如损伤严重、瘀血蓄积出现脏腑受损、卒然昏厥、不省人事等，应辨别虚实，因证论治。

（1）攻下逐瘀法：《素问·至真要大论》曰："留者攻之。"《素问·缪刺论》云："人有所堕坠，恶血留内，腹中满胀，不得前后，先饮利药。"故受伤后有瘀血停聚或蓄血妄行者宜采用攻下逐瘀法以攻逐瘀血，泄瘀止痛。多选用具有活血祛瘀和泻下作用的药物。

攻下逐瘀法属下法，药物多苦寒峻猛，故年老体弱、气血虚弱、内伤重症者慎用，若必须下者，当遵王好古"虚人不宜下者，宜四物汤加山甲"之意而用之。

（2）行气活血法：又称行气消瘀法，为筋伤内治法中最常用的一种。暴力致伤可导致经脉内外气滞血瘀，其治疗原则依《素问·至真要大论》之"结者散之""逸者行之"和《素问·阴阳应象大论》所谓"血实宜决之"。本法具有通经络、消瘀肿、止疼痛的作用，适用于筋伤后气滞血瘀、局部肿痛但无里实证，或宿伤而有瘀血内结及有某种禁忌而不能猛攻急下者。多选用具有疏通气机、促进血行、消除瘀滞作用的药物。常用方剂有以活血化瘀为主的复元活血汤、活血止痛汤，以行气为主的柴胡疏肝散、复元通气散，以行气与活血并重的膈下逐瘀汤、顺气活血汤等。临证应根据筋伤的程度和部位的不同，或重于活血化瘀，或重于行气，或行气与活血并重而灵活选用。行气活血法属消法，力不峻猛，如须逐瘀，可与攻下法配合施用。

（3）清热凉血法：本法包括清热解毒和凉血止血法。脉络受损，瘀血蓄而化热，迫血妄行或热盛肉腐，治宜"热者寒之，温者清之"。本法具有清热解毒、凉血止血的作用。适用于热毒蕴结于皮肉筋骨，局部红、肿、热、痛，全身发热，口渴，舌红，苔黄，脉数等，甚或火热内攻，出现各种血热妄行证候者。多选用具有清热解毒、凉血止血作用的药物。常用方剂有加味犀角地黄汤、清心汤、五味消毒饮，以及凉血止血方剂如十灰散、四生丸、小蓟饮子等。止血药应按其归经和出血部位的不同而正确选用，如鼻衄多用白茅根，吐血多用侧柏叶、茜草根，尿血多用蒲黄、小蓟，便血多用槐花、地榆。上部出血忌用升麻、桔梗等升提药，下部出血忌用厚朴、枳实等沉降药。

清热凉血法所用方剂以寒凉药物为主，治疗时应注意防止寒凉太过引起瘀血内停。在治疗出血不多或兼有瘀血的疾病时常与活血化瘀药同用，或选用具有活血化瘀作用的止痛药。出血过多时，辅以补气摄血之法，以防气随血脱，必要时还要结合输血、补液等。脾不统血的出血症忌用本法。

2. 中期治法　筋伤中期（伤后 3～6 周）病情虽已减轻，但仍有一定程度的疼痛、肿胀，同时可能出现肝、脾、胃虚弱，形成虚实兼有之证。治疗上宜攻补兼施，调和营卫，以"和"法为主。常用和营止痛法和舒筋活络法。

（1）和营止痛法：是筋伤中较重要的治法之一。本法适用于急性筋伤，虽经消、下等法治疗而气滞血瘀，肿痛尚未除尽，而继续用攻下之法又恐伤正气者。常用方剂有和营止痛汤、定痛和血汤、七厘散、和营通气散等。

（2）舒筋活络法：筋伤后瘀滞停积，气耗血伤，筋肉失养，或风寒湿邪乘虚侵袭，痹阻经络，常使肌肉、筋脉发生挛缩等。本法具有祛风湿、行气血、舒筋活络、通利关节的作用。适用于筋伤后肢体拘挛、强直、麻木痹痛、关节屈伸不利者。多选用具有舒筋、祛风、通络作用的药物。常用方剂有舒筋活血汤、活血舒筋汤、舒筋汤、蠲痹汤等。

舒筋活络药物各有偏胜，临床应用宜辨清寒、热、虚、实，分别选用辛温、寒凉或益血养肝类药物。一些舒筋活络药物性较辛燥，易伤阴血，故阴血虚者不能单独使用过久，可配合补阴益血之品。

3. 后期治法 急性筋伤后期（筋伤 6 周以后）瘀血、肿胀基本消除，但撕裂损伤之筋尚未能愈合坚固，经脉未能完全畅通，气血、脏腑虚损之证突出。其治法应同慢性筋伤，以补益为主，常用补养气血法、补益肝肾法。因损伤日久，若调护不当，复感风寒湿邪者颇多，故后期治法还包括温经通络法。

（1）补养气血法：筋伤日久多出现气血亏损之证，若早期攻伐太过或虚人外伤，虚弱之候更明显。《素问·阴阳应象大论》云："形不足者，温之以气；精不足者，补之以味。"通过补养气血可使气血旺盛以濡养皮肉筋骨，使之强劲有力。本法适用于久伤体虚、气血不足、筋骨痿弱、肌肉萎缩者。多选用具有补益气血作用的药物。常用方剂有四君子汤、四物汤、八珍汤、十全大补汤等。补气、补血虽各有重点，但不能截然分开。气虚可致血虚，血虚可致气损，故在治疗上常补气、养血兼用。本法属补法，瘀实邪盛者不宜应用。补气药性多温燥，阴虚内热、肝阳上亢者忌用。补血药性多滋腻，脾胃虚弱者常需要配伍理气健脾药物。

（2）补益肝肾法：肝主筋，筋伤则内动肝。肾主骨，主腰脚。本法具有补益肝肾、强壮筋骨作用。适用于筋伤后期体质虚弱、肝肾亏虚所导致的筋骨痿软、腰脊不举、胫酸节挛、疼痛日久者。肝为肾之子，虚则补其母，故肝虚者应注意补肾。常用方剂有壮筋养血汤、生血补髓汤、左归丸、右归丸等。

（3）温经通络法：筋伤日久，气血不足，运行不畅或阳气不足，风寒湿邪乘虚侵袭，常导致经络不通。气血喜温而恶寒，本法具有祛除风寒湿邪、活血舒筋、滑利关节、通畅经络的作用。适用于筋伤后气血不畅或关节痹痛者。多使用温热类的祛风、散寒、除湿药，并佐以调和营卫或补益肝肾之品。常用方剂有麻桂温经汤、乌头汤、大红丸、大活络丹、小活络丹等。

（二）外治法

外治法是一种将药物制成一定剂型，放置在损伤部位，对伤病局部进行治疗的方法。

外治法在筋伤治疗中占有重要地位。外治法和内治法一样贯穿着整体观念和辨证论治的精神，也是运用中医的基本理论，通过望、闻、问、切四诊合参，经过归纳与分析，得出初步判断和施治方法。清代吴师机认为："外治之理，即内治之理；外治之药，即内治之药，所异者法耳。"外用药物主要通过皮肤渗透进入体内发挥疗效，临床上大致可分为敷贴药、搽擦药、熏洗湿敷药和热熨药。

1. 敷贴药　指直接敷贴在损伤局部的药物制剂，传统常见的有药膏、膏药和药散 3 种。随着现代医疗技术的发展，敷贴剂型和方法均有所改进，如将敷贴药制成胶布或作离子导入等。

（1）药膏：又称敷药或软膏，由碾成细末的药粉和基质混合而成。常用的基质有饴糖、凡士林、油脂等，也可用水、蜜、酒或鲜草药汁将药末调拌成糊状直接敷贴。配制药膏时多用饴糖，除其药理作用外，还取其硬结后有固定和保护伤处的作用。一般饴糖与药物之比为 3：1，也有用饴糖与米醋按 8：2 比例调制的。换药时间可根据病情的变化、肿胀消退程度或气温的高低来决定，一般每2～4天换药1次，后期患者可酌情延长。用水、酒或鲜草药汁调制外敷药时，要随调随用。饴糖调制的药膏要注意防止发酵、发霉。少数患者外敷药膏后产生接触性皮炎，应注意观察，及时处理。

药膏按其功用可分为5种。①消瘀退肿止痛类的消瘀止痛药膏、定痛膏、双柏膏等，适用于筋伤初期肿胀、疼痛者；②舒筋活血类的三色敷药、舒筋活络药膏、活血散等，适用于筋伤中期患者；③温经通络类的温经通络膏，适用于损伤日久、复感风寒湿邪者；④清热解毒类的金黄膏、四黄膏等，适用于筋伤感染邪毒，局部红、肿、热、痛者；⑤生肌拔毒类的橡皮膏、生肌玉红膏等，适用于开放性筋伤红肿已消，但创口尚未愈合者。

（2）膏药：又称薄贴，由多种药配以香油、黄丹或蜂蜡等基质炼制而成，属中医外用药物中的一种特有剂型。膏药遇温烊化而具有黏性，能粘贴在患处。具有应用方便，药效持久，便于收藏、携带，经济节约等优点。膏药一般由较多药物组成，适合治疗多种疾患。具有祛瘀止痛作用者如损伤风湿膏、坚骨壮筋膏，适用于损伤肿痛者；具有祛风除湿作用者如狗皮膏、伤湿宝珍膏等，适用于风湿患者。如损伤兼风湿者，可用万灵膏、万应膏、损伤风湿膏；如陈伤气血凝滞、筋膜粘连者，可用化坚膏等；如有创面溃疡者，可用太乙膏、陀僧膏。

（3）药散：又称掺药，是直接掺于伤口上或加在敷药上敷贴患处的药粉，具有止血、生肌、消肿、止痛之功效。因组成的药物不同，其功效不同，适应证也有所不同。具有止血收口作用者如桃花散、花蕊石散、如圣金刀散等，适用于筋伤出血者；具有活血止痛作用者如四生散，适用于筋伤初期，局部瘀血肿痛者；具有温经散寒作用者如丁桂散、桂麝散等，适用于筋伤后期，局部寒湿停聚、气血凝滞疼痛者；具有祛腐拔毒作用者如九一丹、七三丹等，适用于筋伤创面腐肉未去或肉芽过多者；具有生肌长肉作用者如生肌八宝丹等，适用于筋伤创面新肉难长者。

2. 搽擦药　直接涂搽或配合理筋手法使用于患部的一种液体状药物制剂。搽擦药可直接涂搽于伤处，也可在施行理筋手法时配合使用。一般可分为以下两种。

（1）酒剂：本书指外用药酒或外用外伤药水，是将多种配制好的药物放置于白酒、醋溶液中浸泡一定时间后过滤去渣而成。一般酒、醋之比为8：2，也有单独用酒浸泡者。酒剂多用于闭合性筋伤或陈旧性筋伤，有活血止痛、舒筋活络、追风散寒的作用，但开放性伤口不宜使用。应用时先将药酒涂于患处，然后用手在患处揉擦数分钟，以揉为主，不宜过多、过度用力摩擦皮肤，以免损伤皮肤。常用的有活血酒、正骨水、舒筋药水、舒筋止痛水等。

（2）油剂与油膏：用香油、花生油把药物煎熬后去渣制成，也可加黄蜡而制成油膏。具有温经通络、消散瘀血的作用，适用于关节、筋络寒湿冷痛，也可在理筋手法前做局部搽擦，以增强手法效果。常用的有伤油膏、跌打万花油、活络油膏、按摩乳、松节油等。

3. 熏洗湿敷药　将药物置于锅或盆中加水煮沸后，先用热气熏蒸患处，待水温稍降后用药水浸洗患处。也可以将药物分成 2 份，分别用布包住，放入锅中加水煮沸后，先取出药包熏洗患处，药包凉后再放回锅中，取出另 1 包交替使用，温度以患者感觉舒适为度，注意不要烫伤皮肤，尤其是皮肤感觉迟钝的患者。冬天可在患肢上加盖棉垫后再熏洗，使热能持久，每日 2 次，每次 15～30 分钟，每剂药可熏洗数次。本法具有舒松关节筋络、疏导腠理、流通气血、活血止痛的作用，适用于筋伤后关节强直拘挛、酸痛麻木或损伤兼夹风湿者。新伤初期，肿痛明显者多用散瘀和伤汤，后期常用海桐皮汤、舒筋活血洗方。陈伤风湿冷痛者常用八仙逍遥汤等；开放性筋伤合并感染、伤口久不愈合者，常用野菊花煎水、2%～20%黄柏溶液、蒲公英鲜药煎汁、苦参汤等外洗。南药黎药也有很多可以活利关节、活血止痛的药物可以用，如大驳骨、小驳骨、鸡血藤等。

4. 热熨药　是将药物加热后用布袋装好，熨贴于损伤局部的一种外治法。热熨的作用一方面是借火气之热力来温通经络，调和血脉，另一方面取药物的温通作用。所选药物多为辛温通络之品，加热后起温通祛寒、行气止痛的作用，使损伤日久、瘀血凝聚者，肿胀消退，疼痛减轻，肌肉、关节活动灵便。本法适用于不易外洗的腰脊躯体之新伤、陈伤。主要的有以下几种。

（1）坎离砂：铁砂炒热后用醋、水煎成的药汁搅拌制成。用时加醋少许拌匀并置于布袋中，数分钟内会自然发热，用于热熨患处。适用于慢性腰腿痛、陈旧性筋伤兼有风湿证者。

（2）熨药：又称腾药。将药物置于布袋中，扎好袋口，放在锅中蒸热后熨患处。适用于筋伤肿痛或夹有风寒湿者。

（3）其他：民间常用粗盐、黄砂、米糠、麸皮、吴茱萸等炒热后装入布袋中热敷患处，简单有效。近年来应用的电热熨贴是用药末加上适量酒或醋敷贴患处，再接上低压电流加热，适用于治疗骨关节筋伤肿痛。

三、针刺、小针刀、封闭及穴位注射治疗

（一）针刺疗法

针刺疗法是通过针刺人体特定的穴位，调整经络、气血、脏腑的功能，从而达到防治疾病的方法。

1. 针刺取穴　人体穴位很多，在筋伤治疗中常用穴位达60余个（具体参考《腧穴学》），临床可根据不同情况选择应用，也可根据具体情况酌加一些阿是穴。筋伤初期针刺取穴一般是"以痛为腧"与邻近取穴相结合，在疼痛剧烈处进针可收到止痛消肿、舒筋活络等效果。筋伤后期主要是循经取穴，对证施治，以通经活络，促进血脉通畅，恢复肌肉、关节的功能。筋伤后期兼夹风寒湿邪痹阻经络时，针刺后加用艾灸，疗效更佳。

2. 针刺疗法的注意事项　针对人的生理功能状态和生活环境条件等因素，在针刺时应注意以下几点：

（1）患者过于饥饿、疲劳或精神过度紧张时不宜立即进行针刺。

（2）妇女孕期不宜针刺。

（3）有继发性出血倾向的患者和损伤后出血不止的患者不宜针刺。

（4）有皮肤感染、溃疡、瘢痕或肿痛的部位不宜针刺。

（5）对胸、胁、背、腰等脏腑所居之处的腧穴不宜直刺、深刺，以防损伤脏器。

（6）针刺过程要注意严格无菌操作。

（7）针刺过程中要使患者保持舒适、安稳的体位，一般采取卧位。

（8）针刺入穴位后，若发生不能转动或进退的现象称为滞针。滞针多因患者肌肉紧张或针刺时捻转幅度过大、留针时间过长所致，可在穴位旁轻轻按摩，使肌肉放松，然后将针轻轻转动退出。

（9）严防弯针和断针。针体在人体内弯曲或折断多因毫针质量较差、针体损伤未予检出、强行进针或留针时受外力碰撞、变动体位等引起。如发生弯针需要顺势逐步将针退出，如发生断针需要立即手术取出。

（10）如出现晕针现象，轻者停止针刺即可，重者则应做相应处理。

（二）小针刀疗法

小针刀疗法是在临床上逐步推广和运用的一种新的治疗方法。它使针刺疗法的针和手术疗法的刀融为一体，把两种器械的治疗作用有机地结合到一起。具有方法简便、疗效明显、患者痛苦少、花费少、适应证广等特点，已经成为筋伤治疗的一种有效方法。

小针刀疗法实际上是一种闭合性手术疗法。小针刀形体像"针"，但末端有一个0.8mm宽的刃，在刺入人体时，刀刃应避开神经、血管和重要脏器。小针刀设计有方向性，根据体外刀柄部分可判明刀锋在体内的方向，利于进针操作。小针刀刀刃锋利且有一定钢度，可在体内很快切开或剥离病变组织。小针刀具有一定弹性，因此，在体内旋转、小距离移动而不会折断。小针刀针体为圆柱形，刺入和拔出时对肌肉的损伤均很小。因此，小针刀不失为筋伤治疗中一种相对安全、有效的治疗器具。

1. 小针刀疗法施术的理论基础　小针刀施术的着眼点放在调整人体组织的动态平衡失调之上。动态平衡失调不仅是指宏观四肢、躯干外在的动态平衡失调，主要还是指内在的动态平衡失调。人体内部各种软组织在人体活动时都在自己特定的范围内做相对的点、面、线的运动，有的还是综合运动。由于某种因素的限制，使这些组织不能在它特定运动轨迹上自由完成其运动，就称动态平衡失调。筋伤疾患中导致动态平衡失调的常见病理因素是筋的粘连、挛缩和瘢痕形成等 3 种。急性筋伤失治、误治，慢性劳损等均可不同程度地造成筋脉的挛缩，以及肌肉之间，肌肉和韧带之间，肌肉和神经、血管甚至骨骼之间的粘连，从而导致筋脉内在活动的动态平衡失调。

2. 小针刀疗法的治疗机制　当各种因素造成人体内部肌肉之间，肌肉和韧带之间，以及肌肉和神经、血管甚至骨骼等组织之间的粘连时，小针刀可以把这些粘连组织剥离开来，使这些组织恢复原来的动态位置，当慢性劳损导致腱鞘膨胀、水肿、瘢痕挛缩和肌腱粘连时，小针刀可以刺开腱鞘，分离粘连，缓解挤压，促进局部的炎症吸收，当外伤或刺激引起局部肌紧张或肌痉挛时，小针刀可以切断一部分痉挛紧张的肌纤维，从而改善局部的血液循环和组织的新陈代谢。总之，小针刀的机械刺激通过剥离粘连、缓解痉挛、松解瘢痕，而达到疏通阻滞、柔筋通脉、促进气血运行的作用，使人体的经络、气血、脏腑功能恢复正常。

3. 小针刀疗法的临床运用

（1）小针刀疗法的适应证

①因筋脉粘连、挛缩所致的四肢、躯干各处的顽固性疼痛点，其中以粘连面积小，或者仅是一个痛点的疗效最佳。粘连面积大，疗效较差。

②所有骨、关节附近因肌肉、韧带紧张、挛缩，牵拉应力过度引起的骨质增生，小针刀可松解相应的肌肉、韧带，恢复应力的动态平衡。

③各种损伤引起的滑膜囊闭锁、滑液排泄障碍造成滑膜囊膨胀，出现

酸胀、疼痛和运动障碍，应用小针刀将滑膜囊闭合性切开数处，往往可立见成效。

④各种腱鞘炎，尤其是狭窄性腱鞘炎，应用小针刀治疗效果明显。

⑤外伤性肌痉挛和肌紧张（非脑性）者，若明确病位、施术恰当可取得立竿见影的效果。

⑥骨化性肌炎初期，肌肉韧带尚有一定弹性者，可使用小针刀治疗，但疗程较长，一般为2个月左右。

⑦手术损伤后遗症。

⑧病理性损伤后遗症，如骨髓炎、类风湿关节炎等疾病导致的筋脉挛缩、粘连等而使关节屈伸受限，小针刀对恢复关节功能有一定疗效。

（2）小针刀疗法的禁忌证

①有发热症状者。

②严重内脏病者。

③施术部位有皮肤病者。

④施术部位有重要神经、血管、脏器而施术时无法避开者。

⑤患有血友病者。

⑥年老体弱者及妇女妊娠期。

（3）小针刀操作的注意事项

①针刀治疗前，必须明确诊断，符合针刀治疗的适应证。

②询问患者有关病史，了解是否有针刀治疗的禁忌证。

③术者应严格遵守无菌操作技术，要戴口罩、帽子和无菌手套，术区应常规消毒、铺无菌洞巾。操作应在消毒的治疗室内进行。

④针刀治疗前，要仔细检查、核对药品是否正确，特别是针刀的针柄和针体连接处是否牢固，防止折刀。使用一次性针刀应检查有效期、外包装有无破损。

⑤术后针眼应用无菌敷料或创可贴覆盖保护至少3～5天，期间勿沾水、勿污染，以免感染。

（三）封闭疗法

封闭疗法是筋伤治疗中较常用的一种方法。它主要通过在某一特定部位或压痛点注射药物，使局部组织神经传导被阻滞，肌紧张松弛，疼痛可明显缓解。由于封闭药物中常选用类固醇激素类药物，可使炎症水肿消退，粘连松解。所以，在麻醉药物排泄后，仍能有效地缓解疼痛。

1. 常用封闭方法

（1）压痛点封闭：是临床最常用的方法。一般在体表压痛最明显处注射，常能收到很好的局部止痛效果。

（2）腱鞘内封闭：将药物直接注入腱鞘内，有消炎、松解粘连和缓解疼痛的作用。常用于指屈肌腱鞘炎、腱鞘囊肿等。

（3）硬膜外封闭：将药物注入椎管内硬膜外腔中以减轻炎症反应，解除或减轻对神经根的压迫和刺激，使疼痛缓解。常用于腰椎间盘突出症、腰椎椎管狭窄症等。

（4）神经根封闭：在神经根部注射药物以缓解因神经根受压或刺激引起的疼痛。

2. 常用封闭药物

（1）泼尼松龙 2.5～25mg，2% 盐酸普鲁卡因 2～10mL，每周 1 次，3 次为 1 个疗程。

（2）醋酸氢化可的松 12.5～25mg，2% 盐酸普鲁卡因 2～10mL，每周 2 次，3 次为 1 个疗程。

（3）曲安奈德 2～3mL，1% 利多卡因 2～3mL，每周 1 次，3 次为 1 个疗程。

（4）复方当归注射液 2～6mL，2% 盐酸普鲁卡因 2～10mL，隔日 1 次，10 次为 1 个疗程。

（5）复方丹参注射液 2～6mL，2% 盐酸普鲁卡因 2～10mL，隔日 1 次，10 次为 1 个疗程。

3. 封闭注意事项

（1）严格无菌操作，防止局部感染。

（2）注射部位要求准确，深浅适当，特别是胸背部要防止损伤内脏，严禁将药物直接注射在血管内。

（3）选择好适当的药物和剂量，对于高血压、消化道溃疡和活动性肺结核患者禁用类固醇激素。

（四）穴位注射疗法

1. 适应范围

穴位注射疗法的应用范围较广，凡是针灸的大部分都可用本法治疗。①运动系统疾病：痹证（肩周炎、风湿性关节炎）、腰腿痛（腰肌劳损、骨质增生、椎间盘突出）、扭伤等。②神经系统疾病：头痛、不寐、口眼㖞斜、痿证、三叉神经痛、坐骨神经痛、肋间神经痛、癫狂痫证等。③消化系统疾病：胃痛（胃下垂、溃疡病、胃肠神经官能症）、腹泻、痢疾等。④呼吸系统疾病：咳嗽（急慢性支气管炎、上呼吸道感染）、哮喘、肺痨等。⑤心血管病：心悸（心动过速）、心痛（冠心病、心绞痛）、高血压等。⑥外科、皮肤科疾病：乳痈、肠痈、腹痛（溃疡病穿孔、肠梗阻、胆石证、胆道感染）、淋证（尿路结石）、风疹、痤疮、银屑病等。⑦五官科疾病：咽喉肿痛、目赤肿痛、中耳炎、鼻炎等。⑧妇产科、小儿科疾病：阴挺（子宫脱垂）、催产；小儿肺炎、小儿腹泻等。⑨用于外科手术的麻醉：穴位注射施行针麻的在五官科中用的最多，用穴有体穴、耳穴，用药有生理盐水、维生素 B_1 注射液及洋金花等中药制剂。

2. 操作方法

（1）操作程序：根据所选穴位及用药量的不同选择合适的注射器和针头。局部皮肤常规消毒后，用无痛快速进针法将针刺入皮下组织，然后缓慢推进或上下提插，探得酸胀等"得气"感应后，回抽一下，如无回血，即可将药物推入。一般疾病用中等速度推入药液；慢性病体弱者用轻刺激，将药液缓慢轻轻推入；急性病体强者可用强刺激，快速将药液推入。如需注入较多药液时，可将注射针由深部逐步提出到浅层，边退边推药，或将注射针更换几个方向注射药液。

（2）注射角度与深浅：根据穴位所在部位与病变组织的不同要求，决定针刺角度及注射的深浅。同一穴位可从不同的角度刺入。也可按病情需要决定注射深浅度，如三叉神经痛于面部有触痛点，可在皮内注射成一"皮丘"；腰肌劳损多在深部，注射时宜适当深刺等。

（3）药物剂量：穴位注射的用药剂量决定于注射部位及药物的性质和浓度。头面部和耳穴等处用药量较小，每个穴位一次注入药量为0.1～0.5mL，四肢及腰背部肌肉丰厚处用药量较大，每个穴位一次注入药量为2～15mL；刺激性较小的药物，如葡萄糖、生理盐水等用量较大，如软组织劳损时，局部注射葡萄糖液可用10～20mL甚至以上，而刺激性较大的药物（如乙醇）及特异性药物（如阿托品、抗生素）一般用量较小，即所谓小剂量穴位注射，每次用量多为常规用量的1/10～1/3。中药注射液的常用量为1～2mL。

（4）疗程：每日或隔日注射一次，反应强烈者亦可隔2～3日一次，穴位可左右交替使用。10次为一疗程，休息5～7天再进行下一个疗程的治疗。

3. 注意事项

（1）治疗时应对患者说明治疗特点和注射后的正常反应。

（2）严格遵守无菌操作、防止感染，最好每注射一个穴位换一个针头。使用前应注意药物的有效期，不要使用过期药。并注意检查药液有无沉淀变质等情况，如已变质即应停止使用。

（3）注意药物的性能、药理作用、剂量、配伍禁忌、副作用和过敏反应。凡能引起过敏反应的药物（如青、链霉素，盐酸普鲁卡因等）必须先作皮试，皮试阳性者不可应用。副作用较严重的药物，不宜采用。刺激作用较强的药物，应谨慎使用。

（4）一般药液不宜注入关节腔、脊髓腔和血管内。注射时如回抽有血，必须避开血管后再注射。如误入关节腔可引起关节红肿热痛等反应；如误入脊髓腔，会损害脊髓，切须注意。

（5）在神经干旁注射时，必须避开神经干，或浅刺以不达神经干所在的深度。如神经干较浅，可超过神经干之深度，以避开神经干。如针尖触到神经干，患者有触电感，就须退针，改换角度，避开神经干后再注射，以免损伤神经，带来不良后果。

（6）躯干部穴位注射不宜过深，防止刺伤内脏。背部脊柱两侧穴位针尖可斜向脊柱，避免直刺而引起气胸。

（7）年老体弱者，注射部位不宜过多，用药剂量可酌情减少，以免晕针。孕妇的下腹、腰骶部和三阴交、合谷等孕妇禁针穴位，一般不宜作穴位注射，以免引起流产。

四、手法治疗

所谓手法治疗，主要是指用医者的双手治疗筋骨疾病的方法。属中医外治法之一种。

手法治疗筋骨疾病的方法由来已久，早在《黄帝内经》中已有按摩疗法的记载，并成为当时治疗疾病的方法之一。到了秦汉时代，手法治疗已成为治疗疾病的一种重要手段，如《汉书·艺文志》曾记载有《黄帝岐伯按摩十卷》。自唐代以后，按摩已自成一科，设置于"太医署"中。当时"正骨"也包括其中，并占有重要地位。隋唐时期按摩十分盛行，如《诸病源候论》每卷之末都附有导引按摩之法，《备急千金要方》不仅记载了老子按摩法，而且还记载了天竺国按摩法，并把手法归纳为擦、捻、抱、推、振、打、顿、捺等八法。最晚从唐代开始，按摩疗法相继传入朝鲜、日本等国，在国外已有相当影响。清代《医宗金鉴·正骨心法要旨》总结了前人的经验，将各类正骨、治筋手法归纳为"摸、接、端、提、推、拿、按、摩"八法，后世又在此基础上，对理筋手法进行了归纳、总结和发展，成为现在的十二法、二十四法等。手法的出现与发展促进了筋伤学科的发展，丰富了治疗筋伤疾病的方法。我国理筋手法历史悠久，经验丰富，深受国内外患者的赞誉。

手法治疗筋伤疾病的方法独特，效果良好，它的应用范围十分广泛，不仅适用于各种急性软组织损伤，而且适用于各种慢性软组织损伤。它可以通过医者施加的外力直接或间接地作用于损伤部位，并通过医者的力量和技巧调节机体的生理、病理变化，从而达到治疗疾病的目的。

（一）手法治疗的作用

1. 舒筋活络，消肿止痛　对于损伤性疾患，无论是急性筋伤还是慢性筋伤，肿胀、疼痛是其主要临床表现。中医认为，由于损伤，脉络受损，血离经隧，瘀血留滞，经气闭阻，不通则痛。离经之血瘀于肉腠，则为肿，逆于皮下则为青紫瘀血斑。理筋手法可有效地缓解组织痉挛，改善损伤局部的血液和淋巴的循环状态，改善局部组织代谢，促进局部瘀血的消散吸收，痉挛解除，肿胀减退，则疼痛自可缓解。另外，手法治疗可有效地提高局部组织的痛阈，疼痛减轻则痉挛亦缓解，自可使气血畅通，达到通则不痛的目的。正如《医宗金鉴·正骨心法要旨》所说："为肿为痛，宜用按摩法，按其经络，以通郁闭之气，摩其壅聚，以散郁结之肿，其患可愈。"

2. 整复骨错缝、筋滑脱　在外力作用下，可动关节或微动关节可发生微细开错离位，肌腱也可发生偏离其原来的解剖位置，出现筋歪筋走，肌腱滑脱，导致关节功能障碍。恰当的手法可有效地整复骨错缝，筋滑脱，恢复关节功能。

3. 解痉止痛，活络除痹　痹者闭也，即闭阻不通之义也。风寒湿邪三气杂合而为痹，痹邪留滞，闭阻经气，不通则痛。《素问·痹论》指出："痹在于骨则重，在于脉则血凝而不流，在于筋则屈不伸，在于肉则不仁，在于皮则寒。"又云：痹"留连筋骨间者痛久……"现代研究表明，痹痛者多有组织痉挛，而组织痉挛者又常因组织代谢障碍加重疼痛。手法循经取穴，迎随补泻，除痹通络，并有效打破疼痛与痉挛的恶性循环链，起到解痉止痛、活络除痹的功效。

4. 松解粘连，通利关节　损伤后期，关节、肌肉、韧带等组织可发生不同程度的粘连、纤维化、瘢痕挛缩等病理变化，而风寒湿邪侵袭等原因也可致组织充血、渗出、水肿、肥厚而最终形成粘连，使关节活动功能受限。恰当的手法一方面可直接将力作用于损伤局部，改善局部的循环状态，另一方面又可用被动运动手法，剥离或撕脱粘连，从而达到恢复关节功能的目的。

5. 迎随补泻，防治废痿，加速组织修复　由于长期外固定、卧床或神经损伤等原因，皆可导致气血循行迟滞，血不荣筋，筋骨萎软无力，受损伤的组织恢复缓慢。理筋手法可以循经取穴，并施以补泻手法，直接加速气血循行，促进新陈代谢，改善肌肉、筋脉的营养状态，并可通过手法起到协调脏腑、经络、气血功能，从而达到防治废痿，促进组织修复的功效。

（二）手法操作的原则

《医宗金鉴·正骨心法要旨·手法总论》中指出："伤有重轻，而手法各有所宜，其痊可之迟速，及遗留残疾与否，皆关乎手法之所施得宜，或失其宜，或未尽其法也……故必素知其体相，识其部位，一旦临证，机触于外，巧生于内，手随心转，法从手出……法之所施，使患者不知其苦，方称为手法也。"

这就要求医者施行手法时必须遵从以下原则：

1. 明确诊断　这是施行手法的前提，即《医宗金鉴·正骨心法要旨》所谓"手摸心会"，"知其体相，识其部位"，这就要求每个施法者要全面准确地掌握病情，明确诊断并熟练掌握局部的解剖关系。即所谓"筋之弛、纵、卷、挛、翻、转、离、合，虽在肉里，以手扪之自悉其情"。

2. 对手法治疗步骤做出计划 如患者需要什么样的体位，先使用什么手法，后使用什么手法等。理筋手法临床操作一般可分为3个阶段。

第1阶段：主要选用一些具有行气活血、镇静止痛的轻柔手法，使患者放松紧张情绪，适应手法需要，以达到松弛肌肉、关节，缓解痉挛，减轻疼痛的作用，如按法、滚法、揉法等。为第2阶段手法做准备。

第2阶段：在轻柔手法的基础上，适当加重用力，给损伤局部以适当重的刺激，如拨络法、弹筋法等，并可根据患者病情，针对病症选用手法，如旋转屈伸手法及扳动类手法等。

第3阶段：经第2阶段治疗，患者往往有一些施法后的刺激反应，此时运用一些较缓和的舒筋手法，以减缓局部反应刺激，从而起到整理收功的作用，如捋顺手法及抖、散、拍打手法等。

3. 熟练掌握各种手法 病有轻重缓急，手法也有轻重巧拙、得法与不得法。所以，这就要求每个施法者必须心明手巧，助勤学苦练，熟练掌握各种手法。

4. 熟练掌握局部解剖关系及骨关节正常活动范围 这是正确整复关节错缝，恢复关节功能，避免损伤脏腑及重要神经、血管的关键。

5. 根据施法部位不同，恰当安排选择体位 一方面能够使患者感到舒适，便于患部肌肉放松，另一方面也便于医者进行手法操作。

6. 根据病情及患者体质状态，选择好手法的轻重程度 一般局部用力应先轻后重，对局部损伤肿胀者手法宜轻，对慢性劳损者手法可重，并根据患者耐受程度，随时调整手法强度。关节被动活动时，活动范围应由小渐大。

7. 思想集中 施法时应思想集中，从容沉着。

8. 适应证与禁忌证 正确掌握手法治疗的适应证与禁忌证。

（三）手法治疗的适应证与禁忌证

1. 手法治疗的适应证 筋伤手法治疗的范围相当广泛，关键在于掌握施法原则，并能熟练、巧妙地运用手法。有些疑难病症常可随着耐心与技巧而得以治愈。所以，下列适应证仅供参考。

（1）急性闭合性筋伤，包括骨错缝、肌腱滑脱等。

（2）慢性筋伤，包括继发性筋伤及慢性劳损性疾患。

（3）骨折、脱位、筋伤等引起的关节僵直。

（4）各种原因引起的肌肉萎缩。

（5）退行性骨关节病、痹病等原因所引起的疼痛、关节活动不利等。

2. 手法治疗的禁忌证

（1）肿胀严重者，肿胀局部慎用手法治疗。

（2）骨折、脱位及肌腱、韧带等软组织大部或完全撕裂者禁用。

（3）诊断尚不明确的急性脊柱损伤，特别是伴有脊髓损伤体征者禁用。

（4）伴有严重脑、心、肝、脾、肺、肾疾患者慎用。

（5）有出血倾向的血液病患者禁用或慎用。

（6）施法部位有严重皮肤损伤者慎用。

（7）肿瘤、骨关节感染性疾病、骨质疏松症等患者禁用或慎用。

（8）妊娠妇女及各种传染病、精神病患者及对手法治疗有恐惧心理、不愿合作者慎用。

（四）常用手法介绍

摆动类手法

摆动类手法是通过腕关节有节奏的摆动，使手法产生的力轻重交替、持续不断地作用于体表施术部位的一类手法，其特点是手法缠绵，具有可持续操作性，且适应广泛。主要包括一指禅推法、㨰法、揉法。

【一指禅推法】

1. 准备姿势

（1）操作者端坐位，用大拇指指端罗纹面或偏峰着力于一定部位（经络穴位）。

（2）沉肩、垂肘、悬腕、指吸定。沉肩——肩关节放松，上臂自然下落，不要抬肩。垂肘——肘关节微屈，且略低于腕部，自然下垂。悬腕——腕关节放松，自然下垂。指吸定——拇指要吸定于操作部位，不能滑致力，操作时做到"指实掌虚"，即拇指着力或四指自然伸展。（见图4-1）

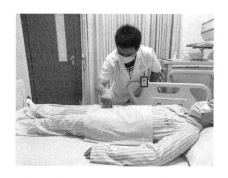

图 4-1　一指禅推法

2. 运动形式

以肘部为支点，前臂主动发力，带动腕部摆动和拇指关节屈伸活动。

3. 注意事项

（1）操作时动作要灵活，协调；频率幅度要求均匀，频率120～160次/分，移动时要紧推慢移。

（2）一指禅推法的特点：手法柔和深透，柔中有刚，刚柔相济，强调以柔为最；手法细腻灵巧；着力面积小，力面集中；操作主要是循经络推穴位。

（3）分类手法

偏峰推——以拇指桡侧为着力部位，主要适用于头面部；指端推——以拇指指端为着力部位，适用于四肢关节部、腰臀部；指罗纹面推——以拇指罗纹面为着力部位，适用于胸腹部、颈项部、四指部；跪推——用拇指指间关节背侧桡侧面，适用于肌肉丰厚部位；屈指推——用拇指背侧面着力，全身各部位均可；不屈指推——用拇指指端或罗纹面着力，适用于全身各部位。

4. 练习方法

（1）在按摩包上练习

第一：做好操作前准备姿势。

第二：操作时注意沉肩垂肘悬腕指吸定。

第三：前臂外旋主动发力使指用力外推为主，前臂内旋主动发力使指用力内推为辅。

第四：操作时注意吸定点，压力频率幅度均匀，动作协调自如。

总之，按动作要领，循序渐进，提高要求，反复纠正动作要领。如此进行多次反复练习，才能达到由"生"到"熟"的地步。

（2）在人体上练习

头面部：自印堂—神庭，往返 2～3 次。自印堂—阳白—太阳往返 2～3 次。自印堂—腰—太阳往返 2～3 次。自印堂—头维—太阳往返 2～3 次。眼眶横 8 字形推，2～3 次。自睛明—迎香—地仓—下关—颊车—人中—承浆，往返 2～3 次。头部五经，从前至后或从后至前。

脊柱部：自枕骨下—风府—大椎往返 3～5 次。自风池—天柱—大杼，往返 3～5 次。自大杼沿膀胱经下行至八穴。

上肢：肩关节周围。自肩内陵—户髎—臂臑—曲池—手三里—合谷。往返 2～3 次。

臀及下肢：环跳—承扶—委中—承山—昆仑，往返 2～3 次。

腹部：自鸠尾—关元。往返 2～3 次。自缺盆—天枢—关元，往返

2～3次。

以上部位反复练习，熟能生巧，才能得心应手，运用自如。

【揉法】

1. 准备姿势

（1）操作者取站位或端坐位，以手背近小指侧部分（或手背偏尺侧的1/2～1/3部分）着力于一定部位。

（2）沉肩，微屈肘（约120°），腕部放松，手指从食指到小指依次成形握成空拳。

2. 运动形式

以肘部为支点，前臂主动旋转，带动腕关节屈伸运动。前臂主动旋转运动是以手背尺侧为轴，外旋用力，内旋放松。腕关节屈伸运动是以第2～5掌指关节背侧为轴进行屈伸。吸定部位是小指掌指关节背侧面。（见图4-2，图4-3）

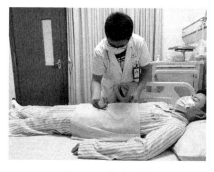 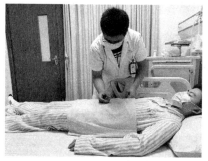

图4-2　揉法（1）　　　　　图4-3　揉法（2）

3. 注意事项

（1）操作时动作灵活，协调压力频率摆动幅度均。频率一般是120～160次/分。

（2）着力面——手背近小指侧部分或手背偏尺侧1/2～1/3部位。

（3）吸定点——小指掌指关节背侧面。

（4）着力部位要紧贴体表进行㨰动，不能拖动，跳动，跳动，力量不可粗暴。避免掌指关节骨突部与 椎棘突或其他各关节骨突部猛烈撞击。

（5）㨰法特点为着力面积大，压力比较广泛；刚中有柔，柔中有刚，刚柔相济；手法灵活自如；临床运用广，可用于全身各部（头面部少用）。

（6）分类

掌背㨰：掌背偏尺侧 1/2 ～ 1/3 部分着力，即我们常说的大㨰法或㨰法。常用于肌肉较发达丰厚的部位。

小鱼际㨰：用小际部着力，也就是只有前臂的旋转达运动，而腕部的屈伸运动较小，常用于颈项部及柱棘突或其他各部关节骨突外。

掌指关节㨰：用第 2 至 5 掌指关节突起部着力，只有腕部的屈伸，力量较重，用于腰背部四县臀部等肌肉发达的部位，以及关节下陷的部位。

前臂㨰：用前臂尺侧着力于操作部位，主要是利用前臂的旋转。主要用于腰背部。

指㨰（一指禅㨰）：用食指的第二指骨背侧面着力于操作部位，其他动作要领同一指禅推相同。

另外，在民间还有一些㨰法，如擦㨰、跳㨰、抱㨰、搓㨰、拉㨰等，都是由㨰法演变而来的。我们只作了解。

4. 练习方法

（1）在按摩包上练习

第一：做好操作前次准备姿势。

第二：操作时注意沉肩，微屈肘，松腕。

第三：注意前臂主动发力外旋带动腕关节的屈伸运动。

第四：操作时，注意动作的连贯性。注意吸定部位和着力部位的不同，注意压力频率幅度均匀。

总之，按动作要领，循序渐进，反复练习，才能由"生"到"熟"。

（2）在人体上练习

脊柱部。从大椎—长强，大杼—八髎。㨰颈肩部：风池—肩井。㨰上肢手三阴三阳。擦下肢足三阴三阳。

【揉法】

1. 动作要领

（1）沉肩，垂肘（微屈肘），松腕，着力的部位要吸定于体表。

（2）指揉以腕部发力，掌揉以前臂发力，前臂揉以上臂发力。

（3）揉动幅度由小到大，然后由大到小，注意总幅度不宜太大。

（4）操作平稳着实，轻快柔和，频率 120 ～ 160 次 / 分。

2. 分类手法

（1）指揉：是以手指着力于一部位掌指平伸，腕微屈，作小幅度的环旋活动。特点：着力面积小，用力柔和，一般用于穴位和经络上，特别是小儿推拿养生保健中比较多用。

①一指揉：用拇指或中指罗绞面着力，多用于头面部胸腹部颈项部和全身穴位。

②屈指揉：以拇指、中指或食指的指间关节突起部着力，多用于太阳穴臀腰大腿后侧。

③双指揉：以拇指和中指或食指和中指着力，用于头面部颈项两侧腹腔部四肢。

④三指揉、四指揉：以食中环三指着力用于胸腹部。

⑤五指揉：多用于躯干四肢。

（2）掌揉：以手掌大小鱼际、掌根或全掌着力于吸定部位，手指自然伸开，腕部略背伸，以腕关节连同前臂做小幅度环旋活动。特点为着力而积大，刺激力量重而柔和。

①大鱼际揉：用于头面、部胸腹部。

②掌根揉：用于脊柱部、臀部及四肢。

③小鱼际揉：用于颈项部、肩背部、腰骶部。

④全掌揉：用于腹骶部、四肢部。

⑤前臂揉：前臂尺侧着力。特点为着力面积大。用于背部腰骶部。

⑥肘揉：以尺骨鹰嘴突起部着力。特点为力量大。用于腰骶部、臀部、大腿后侧。

⑦拳背揉：用于背部。

⑧足跟揉：用于四肢、腰背、臀部。

3. 练习方法

（1）在按摩包上练习

吸定体表做环旋揉动，注意动作的协调性；操作时用力均匀柔和，平稳着实。

（2）在人体上练习

面部：一指揉、双指揉、大鱼际揉。颈项部：一指揉、双指揉、大鱼际揉。腰背部：一指揉、掌根揉、前臂揉、背揉。臀部、大腿部：屈指揉、掌根揉、肘揉、五指揉。四肢：一指揉、双指揉、五指揉。胸腹部：大鱼际揉、二指揉。

总之，揉法要领简单、容易操作，但操作也要注意。一方面：注意"紧揉慢移"移动成螺旋式进行；另一方面揉法可与按法配合运用形成"按揉"复合手法。本法可作为推拿操作的起手、过渡、结束手法和强刺激之后的缓解手法。

主要在人体上练习，按照教师要求，在人体上练习，认真体会操作者的感觉。

摩擦类手法

摩擦类手法是指以手的掌面及肘臂贴附在体表，做直线或环旋移动的一类手法。其特点是手法作用于体表后，在皮肤表面会形成摩、擦等不同形式的位置移动，且运动形式有的为单向直线、有的为直线往返、有的呈环形、有的则呈弧形，包括摩法、擦法、推法、搓法、抹法等。

【推法】

1. 动作要领

动作要领是以指、掌或肘后膺嘴突起部着力于一定的部位，做单一方向的缓慢直线推动的一种手法。

2. 分类手法

（1）根据操作的方向不同分：直推法：单方向的直线推动，适用于头、面、胸、腹、腰背、四肢；旋推法：拇指指腹在穴位上作回旋移动。

（2）根据着力部位不同分：一指推：拇指罗纹面适用于全身各部。双指推：拇指食指罗纹面或食中指罗纹面，适用于腰背胸腹。掌根推：用于腰背四肢（见图4-4）。全掌推：用于腰背四肢。大鱼际推：用于颈面胸腹。小鱼际推：用于颈肩四肢。拳面推：用于腰背部。肘推：尺骨膺嘴和前臂尺侧近肘部为着力部位，用于腰背臀以下。

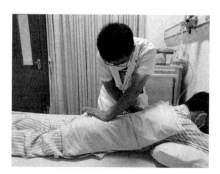

图4-4 推法—掌根推腰骶部

3. 注意事项

用力要平稳着实，用力适中，根据临床病情要求，得气即可，速度不宜太快，避免损伤皮肤。

4. 练习方法

（1）单指推十二正经：采用大拇指单指循经推。

手太阴肺经：起于胸外上方的中府穴，沿臂内侧前缘下行，入寸口，行鱼际，止于拇指外侧端的少商穴。

手阳明大肠经：起于食指桡侧端的商阳穴，沿臂外侧前缘上行，上肩峰，后下大椎，入缺盆，上颈环口唇，止于鼻对侧迎香穴。

足阳明胃经：起于目眶下承泣穴，挟口环唇，绕面颊，经身前沿着发际上前额角的头维穴，另一分支自面颊下颈，循胸正中线旁开 4 寸，腹正中线旁开 2 寸，经下肢外侧前缘下行，止于足第 2 趾外侧端的厉兑穴。

足太阴脾经：起于足大趾内侧端的隐白穴，上行内踝前面，沿下肢内侧前缘上行，循腹正中线旁开 4 寸，胸正中线旁 6 寸，止于腋下的大包穴。

手少阴心经：起于腋下的极泉穴，沿上肢内侧后缘下行，入第四五掌骨之间，止于小指桡端的少冲穴。

手太阳小肠经：起于小指尺侧端少泽穴，沿上肢外侧后缘上行出肩关节后，绕肩，经颈上颊，止于耳前听宫穴。

足太阳膀胱经：起于目内眦睛明穴，上行挟颈正中线下后项，挟脊正中线旁开 1.5 寸、3 寸两线下行经臀部，沿大腿后面会合于腘窝，再沿小腿后面下行外踝后，经足背外侧，止于小趾外侧端至阴穴。

足少阴肾经：起于足底涌泉穴，绕内踝后上行，沿下肢内侧后缘，经少腹，挟腹正中经旁开 5 分，挟胸正中线旁开 2 寸。止于锁骨下俞府穴。

手厥阴心包经：起于乳头外侧的天池穴，上行经腋窝部，沿上肢内侧中线上行，入掌中，止于中指端的中冲穴。

手少阳三焦经：起于无名指尺侧端的关冲穴，上行循上肢外侧正中，经肩峰上颈，绕身后经耳前，止于眉毛外侧端经丝竹空穴。

足少阳胆经：起于目外眦的瞳子髎穴，斜下耳前，上头角，绕耳后折回到前额，绕头颞侧，下颈经风池穴，绕肩上，循胁肋腰间下行经臀沿下肢外侧正中，过外踝前面，止于第 4 趾外侧端的足窍阴穴。

足厥阴肝经：起于足大趾丛毛际的大敦穴，沿足次趾之间，经内踝前上行，经内踝上 8 寸处交足太阴脾经之后，循大腿内侧正中上行，绕阴器，经少腹，上胸胁，止于乳下第 6 肋间的期门穴。

（2）小八字推督脉：小八字推施于脊柱部，可作为检查手法，检查脊柱生理曲线是否正常。

（3）掌推腰背及下肢：大鱼际推：头面、胸腹颈项；小鱼际推：颈肩、四肢；掌根推：腰背及下肢；全掌推：躯体及四肢；肘推：腰背臀以下；拳推：背、腰骶及大腿后部。

【摩法】

1. 动作要领

（1）用手掌或指附着于体表，前臂作环形的有节律抚摩的一种手法。

（2）沉肩，垂肘，肘关节微屈。掌摩时，腕部放松，手掌自然伸直，附着于一定部位。腕部微屈，掌指关节微屈，食、中、环三指附着于一定部位。前臂发力，连同腕部掌指面在体表作环形运动。

（3）操作要求：上肢放松；先轻后重力量均匀；频率相对恒定约120次/分；意念集中在手上，自然呼吸气温沉丹田。

2. 分类手法

（1）指摩：常用于面部及小儿推拿中运用。

（2）掌摩：主要用手、胸腹。

3. 注意事项

（1）摩法是以在体表摩擦发热，使其发热内透，发挥其热效应。

（2）摩法常借助于介质，如滑石粉、姜汁、红花油等，一方面便于手法操作，另一方面可提高疗效，因此，我们常称之为膏摩。

（3）摩法为小儿推拿中主要手法之一，在小儿推拿中摩法要求轻缓，均匀协调。而且在小儿推拿中特别重视摩法的方向，一般顺摩为泻，逆摩为补，交替进行为平补平泻。

（4）摩法是自我养生保健常用手法之一。

4. 练习方法

操作练习：

（1）面部指摩：用拇指从印堂—太阳穴左右往返3次；面颊—用食、中、环指摩。

（2）胸腹部掌摩：胸部—胁肋—侧腹—正腹。

【擦法】

1. 动作要领

（1）用手掌大小鱼际部分着力于一定部位进行往返摩擦的一种手法。

（2）操作时，沉肩，屈肘，掌指平伸，臂发力以肩关节活动为主，带动肘关节作屈伸运动，用力要稳实，频率均匀，动作连续势要正确，呼吸自然。

（3）着力部位紧贴皮肤不可用力太大，以免擦破皮肤。

2. 分类手法

（1）大鱼际擦：用于头面、胸、腹、四肢、颈项。

（2）小鱼际擦：用于肩颈背、腰、臀及四肢。

3. 注意事项

（1）不可擦破皮肤，擦的距离不可太长，以皮肤发热、发红为度，可借助于介质，先慢后快，用力平稳均匀、连续。

（2）擦法与推法比较：擦法是往返直线运动；推法是单方向直线运动。擦法速度快、力量轻，常须介质；推法速度慢、力量重，不须介质。

4. 练习方法

（1）颈肩部，大鱼际擦、小鱼际擦；躯干部，全掌擦；大椎至腰背，横擦；肩胛胁肋，斜擦；肩井，双手擦；胸部，横擦；腹部，横擦、斜擦；颈肩，斜拭；膀胱经、督脉，小鱼际擦；面部，指擦、全掌擦。

（2）连贯擦法操作：被操作者取坐位，操作者在体侧，斜擦大椎—横擦背腰—斜擦肩胛胁肋—双手擦颈肩—单手横擦胸腹—擦肩井结束。

【搓法】

1.动作要领

（1）用双手掌面或小鱼际对称挟住肢体，相对用力自上而下做快速搓揉的一种手法。

（2）双手手掌对称挟住近心操作部位（上肢、下肢、胁肋），搓动时，轻快、均匀，连续，紧搓慢移。

2.分类手法

（1）掌搓法：常用于四肢及胁肋部。

（2）指搓法：即捻法，常用于手指、足趾。

3.注意事项

操作时轻快，柔和，常在操作后续颤抖法。

4.练习方法

（1）上肢：从肩部—上臂—前臂—腕部。

（2）下肢：大腿—膝部—小腿。

（3）胁肋：腋下—胁肋—腰侧。

【抹法】

1.动作要领

（1）用双手或单手指或掌为着力部，紧贴于一定部位，做上下左右轻轻的往返移动的一种手法。

（2）动作要领：沉肩，垂肘，腕部平伸，前臂发力带动腕部或指关节活动，用力均匀平稳轻柔。

2.分类手法

一指抹：拇指或中指——胸腹。三指抹：食中环三指——胸腹。双手指抹：拇指——胸腹、脊柱。

3. 注意事项

注意手法区别。

抹：手法轻快，介质抹，同一方向往返抹动。

擦：直线往返摩擦常借助介质。

推：一个方向直线推动。

另外，从力量来看推法力量最重，其次是擦法，再次是抹法。

4. 操作练习

（1）额部分抹（以指抹为主）。

（2）腹部、胸部掌抹。腹部一指抹、三指抹。

（3）脊柱双手抹。

【运法】

1. 动作要领

（1）用拇指指端或桡侧面、也可用中指指端在一定部位做弧形移动的一种手法。

（2）动作要领：沉肩，垂肘，腕部平伸拇指伸直，余四指屈曲，虎口张开以拇指桡侧着力，或中指伸直其余四指屈曲，进行弧形移动，运时宜轻不宜重。宜缓不宜急，速度每分钟 80 ～ 120 次。

2. 注意事项

操作时力量适中，可以运用介质。动作灵活、协调、自然。

3. 操作练习

运筋；运八卦；运踝部。

【摸法、抚法】

1. 动作要领

（1）常用双手相互擦热之后，轻触或着力于施治部位。

（2）动作要领：沉肩，垂肘，轻触抚摸。

2. 操作练习

（1）双手相互擦热之后而用于面部。

（2）常作保健美容手法。

【梳法】

1. 动作要领

（1）以手指或拳背部位在体表往返梳动或梳搔形，如梳头。

（2）动作要领：以双手指腹或五指自然曲握成空拳。用力需均匀平稳。

2. 操作练习

（1）形梳法——用于头部。

（2）掌指梳法——用于胸背部肋间隙。

（3）拳骨梳法——用于脊柱两旁。

【搔法】

1. 动作要领

（1）五指略分开自然屈曲于施治部位移动而抓。

（2）动作要领：以手腕的自然抖动使指一屈一伸，一抓一移反复操作。

2. 操作练习

用于颈部枕部，轻搔抑制，重搔兴奋。

【刮法】

1. 动作要领

（1）指端或拳尖于施治部位直行或横行地反复刮拭。

（2）动作要领：力量需重，做一个方向直线刮动，以皮肤紫红色或表紫色为度。

2. 操作练习

（1）喉结及旁边项部背部等。

（2）也可用器具，如木针、牛角、姜片、铜钱等。

挤压类手法

挤压类手法是以手指掌或肢体的其他部位在体表进行挤压的一类手法。挤压类手法包括有按、点、肘压、掐、捏、拿、捻、扯等手法。

【按法】

1. 动作要领

（1）是以手指或掌按压一定部位，渐用力按而留之的一类手法。

（2）动作要领：沉肩，垂肘。前臂静止发力，按而不动，渐用力使力深透。用力平稳由轻到重，渐用力得气为度。

2. 分类手法

（1）指按：以拇或中指罗纹面——全身穴位。

（2）掌按：掌根按——腰背臀及下肢；大鱼际按——头面胸腹；全掌按——腰背。

3. 注意事项

（1）按法可起到"以指代针"的作用，按的力量要求用力要稳，静止性发力，有酸麻胀痛"得气"即可。

（2）特点：垂直进行挤压的一类手法，是以武功推拿流派手法结合内功推拿流派而形成的一种手法。

（3）按法常配合揉法、振法，形成复合手法。集中了各种手法的优点，按法临床运用广泛，是小儿推拿主要手法之一，又是自我保健的常用手法之一。

4. 操作练习

（1）头部穴位指按法。

（2）腰背的掌根按，叠掌按。

（3）胸腹部的全掌按。

（4）颈肩及四肢的小鱼际掌根按。

【点法】

1. 动作要领

（1）以指端或第一指间关节背侧面骨突部着力于一定部位的一种手法。

（2）动作要领：沉肩，垂肘，用中指伸直余，四指屈曲成拳，或拇指、食指、中指指间关节屈曲，掌指关节伸直，余四指握拳。前臂静止发力，渐用力得气为度。

2. 分类手法

（1）根据着力部位可分为：指端点——全身各部；屈指点——全身各部肌肉丰厚处。

（2）根据力量轻重可分为：轻点，以腕关节为活动中心——偏于补；中点，以肩关节为活动中心——平补平泻；重点，以肩关节为活动中心——偏于泻。

3. 注意事项

（1）力量较按法重，多用于肌肉丰厚的部位。练习时点法属强刺激手法，常配合以揉法，一般点2～5次，得气为度。

（2）特点：运用灵活，操作敏捷，刚柔相济，轻巧有力，深透性强，治疗时间短，效果较快。

4. 操作练习

（1）对称屈指点太阳穴。

（2）拇中指点睛明、风池、合谷、委中、昆仑等穴位。

（3）屈指点环跳腰阳关。

（4）指点压三窝，即锁窝、腋窝、髂窝，能阻止神经传导，在远端整复骨折、脱位时起麻醉的作用。

【肘压法】

1. 动作要领

（1）以尺骨鹰嘴部着力于施治部位，用力深压的一种手法。

（2）动作要领：沉肩，屈肘，上身微屈，上臂发力，用力深压稍停片刻，

2. 注意事项

（1）肘压力量较重，主要用于肌肉丰厚部位，用力要稳重着实，常配合揉法操作。

（2）用力要稳重实，呼吸自然，气沉丹田。

3. 操作练习

（1）腰背部肘压。

（2）臀部肘压。

【捏法】

1. 动作要领

（1）用拇指与食中环三指着力捏住一定部位，对称用力交替进行的一种手法。

（2）动作要领：沉肩，垂肘，腕部平伸，手指自然伸直。用拇指与其他四指对称用力。前臂静止发力，腕关节活动为主带动掌指关节做连续、灵活、轻快的挤捏。快者每分钟 100～200 次，慢者每分钟 30～60 次。

2. 分类手法

（1）三指捏—颈肩、脊柱；四指捏—四肢、腰；单手提—颈、上肢、腰、胁；双手捏—颈、肩、下肢、腰、胁、腹。

3. 注意事项

捏起皮肤时，力量适中，注意指甲不要掐到皮肤。

4. 操作练习

（1）捏上肢三阴三阳。

（2）捏颈。

（3）捏腹部。

（4）捏下肢。

（5）捏脊疗法。

【拿法】

捏而提起，谓之拿。其动作要领操作练习与捏法相同。（见图4-5）

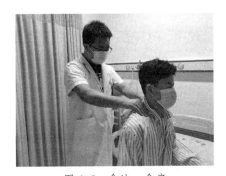

图4-5　拿法－拿肩

【捻法】

1. 动作要领

（1）用拇、食、中三指螺纹面着力，捏夹手指、足趾对称用力捻动的一种手法。

（2）动作要领：沉肩，垂肘，松腕，前臂主动发力，带动腕部旋转和指间关节屈伸。用力要着实，捻转速度快速，动作灵巧。从指趾根部到指趾端注意紧捻慢移。

2. 操作练习

左手从小指到拇指，右手从拇指到小指，左足从小趾到大拇趾，右足从大拇趾到小趾。

【扯法】

1. 动作要领

（1）用拇指指面与食指第二指骨桡侧面或食指、中指的第二指骨尺桡侧面为着力部位，挟持一定部位后，将皮肤和皮下组织拧起，迅速放开，反复一扯一放的一种手法。

（2）动作要领：沉肩，垂肘，腕关节自然伸直。动作灵活、轻巧，一扯一放有节律。皮肤以形成红斑为度。

2. 操作练习

操作部位：眉心、颈项、肘窝等。临床常用于轻度中暑、外感或头痛。

【踩跷法】

1. 动作要领

（1）用双足前部为着力部，交替踩踏腰骶等部位的一种手法。

（2）动作要领：摆好体位。以踝关节活动为主，以足的前掌与足尖着力，做连续交替踩踏与弹跳。患者放松张口呼吸。

2. 操作练习

腰骶部踩跷法。

振动类手法

振动类手法是以较高的频率进行节律性、轻重交替刺激，持续作用于人体，使受术部位产生振动、颤动或抖动等运动形式，主要包括抖法、振颤法。

【振颤法】

1. 动作要领

（1）以掌或指为着力部，在人体某一部位做振动的一类手法。

（2）动作要领：沉肩，垂肘，前臂静止发力，力量集中在着力部位。振动频率快，幅度小连绵不断。呼吸自然，气温沉丹田，一般 1～3 分钟，常可配合揉法。

2. 分类手法

（1）指振：中指端着力，多用于穴位、头面、胸腹。

（2）掌振：以全掌或掌根着力，多用于头面、胸腹、腰背。

（3）叠掌振：多用于腰骶部。

3. 操作练习

（1）头面：指振睛明、太阳；掌振百会；大鱼际振面额部。

（2）胸腹：全掌振。

（3）腰背部：指振膀胱经；掌根振腰肌；叠掌振腰骶部。

【抖法】

1. 动作要领

（1）用双手握住肢体远端，用力做连续不断的小幅度抖动的一种手法。

（2）动作要领：马步势，上身微前倾。沉肩，垂肘。双手握住肢体远端，前臂静止发力。呼吸自然，气沉丹田，意念集中在手上。

2. 操作练习

（1）双手上肢：双手握腕及大小鱼际进行上下抖动，抖动的幅度要小，频率要快。

（2）下肢：双手握踝部进行牵抖。

叩击类手法

叩击类手法是用手掌、拳背、小鱼际、指端或棒等，有节律地拍打肢体体表，使之产生叩击感觉的一类手法。本类手法包括拍、击、捣、弹、啄等。

【拍法】

1. 动作要领

（1）以虚掌、掌背或拍子，拍打一定的体表部位。

（2）动作要求：上肢放松，肘关节微屈腕部背伸。手指自然并拢，掌指关节微屈呈虚掌。以肩关节活动为主，带动肘关屈伸与腕关节掌屈、背伸活动。拍打时要平稳有节律，拍打手迅速提起。

2. 注意事项

（1）力量一般要根据病情选择拍打的轻重手法，一般由轻到重。

（2）拍打部位要准确。

（3）拍打背部时应嘱患者张口呼吸。

3. 分类手法及操作练习

虚掌拍：以虚掌拍，常用于头部、脊柱、四肢、大腿与臀部。

掌背拍：以拍着力，常用于脊柱部。

拍了拍：以拍子拍打，常用头部、脊柱及四肢。

拍法同时又是自我推拿保健的常用手法之一，多用于腰骶部、大腿、上臂及头部。

【击法】

1. 动作要领

（1）拳背、掌根、鱼际、指端或用棒叩击体表的一种手法。

（2）动作要求：沉肩，垂肘，肘关节屈曲，腕关节自然伸平或背关节活动为主，带动腕关节作轻快、灵活的屈伸活动或内收外展活动。

2. 分类手法及操作练习

（1）拳击：是以手握拳，拳背为着力部，多单手操作，常用于大椎穴及腰骶部。

（2）掌根击：以掌根为着力部，多单手操作规程，常用于臀及大腿部。

（3）小鱼际击：又称侧击法，用小鱼际尺侧着力，可单手操作，也可双手同时操作或交替操作。

（4）指尖击：用中指端或三指指端或五指指端为着力部，常用于背部、腰骶、四肢、头部。

（5）啄法：如果五指合拢进行叩击，称为啄法。

（6）棒击：一种是用桑枝棒，一种是用弹簧棒。

运动关节类手法

运动关节类手法是指对关节做被动性活动，使其在生理活动范围内进行屈伸或旋转、内收、外展等运动的一类手法。其主要有摇法、背法、振法、拔伸法。

1. 动作要领

（1）摇法：对人体可活动关节进行最大范围的各个方向的生理运动。

（2）扳法：是在摇法的基础上，当运动到最大范围时进行短促生理范围内的运动，一般可听到"哒"声。

（3）拔伸：对称牵引，对人体关节部进行生理范围内的对向牵引。

（4）背法：是对脊柱进行牵引，摇、扳的一种复合手法。

2. 操作练习

（1）摇法：肩关节、肘关节、腕关节、髋关节、膝关节、踝关节各个方向的生理运动摇法。

（2）扳法：胸椎、颈椎、腰椎关节扳法。

五、艾灸、拔罐、刮痧治疗

（一）灸法

灸法是用艾绒或其他药物放置在体表的穴位上烧灼、温熨，借灸火的温和热力及药物的作用，通过经络的传导，起到温通气血、扶正驱邪、治疗疾病的一种外治方法。

1. 作用 艾灸具有疏风解表、温散寒邪、温通经络、活血通痹、回阳固脱、消瘀散结、防病保健的作用。

2. 分类 灸法一般分为以下几类，见表4-1。

表4-1 灸法分类

灸法	艾灸	艾炷灸	直接灸	化脓灸、非化脓灸
			间接灸	隔姜灸、隔蒜灸、隔盐灸、隔附子饼灸
		艾条灸	温和灸、回旋灸、雀啄灸	
		温针灸		
	其他灸法	灯火灸、天灸		

3. 临床常用灸法及操作

（1）直接灸：是把艾灸直接放在皮肤上施灸。用黄豆或枣核大小艾炷直接放在穴位上施灸，局部经烫伤产生无菌性化脓现象者称为化脓灸；用中小艾炷直接灸之，烫时即取走，灸后不起疱或不成灸疮者称为非化脓灸。

（2）间接灸：是在艾炷与皮肤之间隔垫某种介质如生姜、大蒜、食盐、附子、胡椒而施灸的一种方法。介质可因病症而不同，治疗时可发挥艾灸和介质的双重作用。

①隔姜灸：将新鲜生姜切为厚度约2cm的姜片，中心用针穿刺数孔，上置艾炷施灸，觉灼热时缓慢移动姜片，可灸多壮，以局部皮肤潮红为度。本法适应于一切虚寒病症。

②隔蒜灸：取独头大蒜切成分1cm厚，用针穿刺数孔，艾炷灸之，每灸4～5壮，因大蒜液有刺激性，故灸后易起疱。该法可治痈疽肿毒、未溃疮疖。

③隔盐灸：取食盐适量炒热，纳入脐中，上置艾炷施灸，患者稍感灼痛，即更换艾炷，以防灼伤。此法有回阳、救逆、固脱之功效。

④隔附子饼灸：将附子研末，以黄酒调和作饼，3～4cm厚，艾炷灸之。用治各种阳虚病症。

（3）艾条灸：点燃一端艾卷，在穴位和患处熏灸。

温和灸：点燃一端艾卷，在穴位和患处上方0.5～1cm熏灸。

雀啄灸：点燃一端艾卷，在穴位和患处上方如鸟啄食上下移动熏灸。

回旋灸：点燃一端艾卷，在穴位和患处上方反复旋转熏灸。

（4）温针灸：针刺得气后，在针柄上穿置一段长2～3cm的艾条施灸，至艾条烧完为止。

4. 施灸壮数的选择

艾炷分为大、中、小3种，小者如麦粒，中者如半个枣核，大者如蒜头。施灸壮数的大小、数量可根据病性、病势、体质、年龄及治疗部位而定。在肌肉浅薄处宜小壮少灸，在肌肉深厚处宜大壮多灸；久病体虚者宜小艾炷，新病体壮者宜大艾炷。

5. 一般施灸程序

临床上一般是先灸上部，后灸下部；先灸阳部，后灸阴部，即先背部、后胸腹，先头身、后四肢。

6. 灸法的补泻

补法：点燃艾炷后，不吹其火，火力宜微而温和，时间较长，待其慢慢自灭，灸治完毕再按其施灸部位，使真气聚而不散。

泻法：点燃艾炷后，以口速吹旺其火，火力较猛，快燃速灭，当患者感觉局部灼痛时可更换艾炷再灸，时间较短，灸毕不按其穴，此谓开其穴促使邪气消散。

7. 施灸禁忌

面部穴位不宜直接灸；关节活动处不宜化脓灸；重要脏器、大血管处、肌腱所在部位不宜直接灸；妊期小腹、腰骶部不宜施灸。对神昏、感觉迟钝的患者，不可灸过量，要避免烫伤。

8. 施灸时的注意事项

①灸治的适应范围一般以虚证、寒证、阴证为主。凡属实证、热证及阴虚发热者，一般不宜用灸法。

②施灸或温针时应防止艾绒脱落烧损皮肤和衣物。

③颜面五官、阴部和有大血管的部位不宜施用直接灸。

④孕妇的腹部和腰骶部不宜施灸。

⑤对神昏、感觉迟钝的患者，不可灸过量，要避免烫伤。

（二）拔罐疗法

拔罐疗法是借助热力或其他方法，排除罐中的空气，造成负压，使罐具吸着在皮肤上，引起瘀血现象的一种治疗方法。拔罐法又叫吸筒法，古代称为角法，在我国晋代已开始应用。拔罐要用罐具，罐具的种类很多，如竹罐、陶瓷罐、金属罐（铜罐、铁罐）、玻璃罐、抽吸罐等。现在，以玻璃罐和抽气罐使用最广。

1. 拔罐疗法的治疗作用

（1）平衡阴阳，扶正祛邪，调节阴阳功能：人体在正常情况下保持着有机的协调，即阴阳处于相对平衡的状态。拔罐疗法则能调整脏器功能，促使阴阳转化、消长，从而达到阴阳平衡、扶正祛邪的目的。

（2）调整气血，疏通经络：经络是机体运行营卫、气血的通路，当人体发生疾病时则邪正相搏，运行不畅。拔罐疗法则从其穴导之，或在对应穴启之，从而营卫调和，经络疏通，增强体质。

（3）开达抑遏，活血化瘀，托毒排脓：拔罐疗法通过对经络、穴位局部产生负压吸引作用，使体表组织产生充血、瘀血等变化，改善血液循环，使经络气血畅通。对于疥疮脓疡之类未成脓者则可在负压吸引力作用下，使毒血吸出，气血疏通，瘀阻消散，已成脓者则托毒排脓，症状迅速减轻。

（4）消肿止痛，除湿逐寒，通利关节：风、湿、寒等邪侵袭人体，痹阻于经脉,致使关节发生红、肿、热、痛等病理变化,进而致肌体活动障碍,即所谓"不通则痛"。

(5)反映病候,协助诊断:外邪侵袭人体,气血失调,病邪可以由表及里、由浅入深转变。内脏出现病变时,邪气即可通过经络的流注、气血的盛衰而由里及表,在相关经络、局部及内脏相联系部位出现不同的症状或体征。因此,通过拔罐部位皮肤变化可以推断疾病的性质、部位及与内脏的关系。

2. 拔罐方法

(1)火罐法:属于传统方法,它利用燃烧时的热力,排除空气,使罐内形成负压,将罐具吸着于皮肤上。火罐法分为投火法、闪火法、贴棉法及架火法4种。

①投火法:用蘸有95%浓度乙醇的棉球(注意,不可蘸得太多,以避免火随乙醇滴燃,烧伤皮肤)或纸片,点燃后投入罐内,迅速扣在所选的区域。

②闪火法:用镊子夹住乙醇棉球,点燃后,在罐内统一圈,立即抽出,将罐扣在施术部位上。

③贴棉法:将2cm² 的乙醇棉片贴敷于火罐内壁底部,点燃后迅速扣于穴区。

④架火法:用一不易燃烧及传热的块状物(如青霉素瓶盖),上置一乙醇棉球,放在穴区,点燃后,扣以火罐。

(2)抽气罐法:是现代发展起来的方法。它由两部分组成。一为抽吸器,一为不同型号的带有活塞的塑料罐具。

3. 拔罐的准备及操作方法

(1)拔罐前准备

①仔细检查病人,以确定是否是适应证,有无禁忌证。根据病情,确定处方。

②检查应用的药品、器材是否齐备,然后一一擦净,按次序排置好。

③对患者说明施术过程，解除其恐惧心理，增强其治疗信心。

（2）患者体位：病人的体位正确与否，关系着拔罐的效果。正确体位应使病人感到舒适，肌肉能够放松，施术部位可以充分暴露。一般采用的体位有以下几种。

①仰卧位：适用于前额、胸、腹及上下肢前面。

②俯卧位：适用于腰、背、臀部及上下肢后面。

③侧卧位：适用于侧头、面部、侧胸、髋部及膝部。

④俯伏坐位及坐位：适用于项部、背部、上肢及膝部。

（3）选罐：根据部位的面积大小、患者体质强弱及病情而选用大小适宜的火罐、竹罐及其他罐具等。

（4）擦洗消毒：在选好的治疗部位上，先用毛巾浸开水洗净患部，再以干纱布擦干，为防止发生烫伤，一般不用酒精或碘酒消毒。如因治疗需要，必须在有毛发的地方或毛发附近拔罐时，为防止引火烧伤皮肤或造成感染，应行剃毛。

（5）操作方法

①留罐法：为最常见的吸拔形式。是指罐具吸着之后，停留5～20分钟再取掉。面部及皮肤比较娇嫩的部位，留罐时间宜短，肌肉丰厚的部位可长一些。一般以局部显现红润或瘀斑为宜。注意：留罐时间太长，施术部位会出现水疱，可涂以龙胆紫药水，必要时加以包扎，多在数日内吸收结痂，不留瘢痕。留罐法适于火罐治疗的各种病症。（见图4-6）

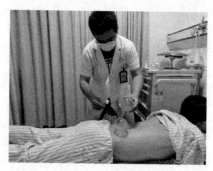

图4-6　留罐法

②闪罐法：是指罐子拔上后，立即取下，如此反复多次，直至局部潮红或出现瘀斑为止。多用于局部麻木和生理功能减退的病症。

③走罐法：又称为推罐法。多用于病灶面积较大，肌肉丰厚的部位。先在该部位擦上一层凡士林或植物油脂，选择罐口光滑的玻璃罐（多选中等型号），将罐吸上后，左手紧按扣罐部位上端的皮肤，使之绷紧，右手拉罐向下滑移，达到一定距离后，再将左手按紧下端皮肤，右手拉罐向上滑移。如此进行上下或左右反复推拉数次，至皮肤潮红为止。本法常用于腰背部肌肉劳损等病症。

④刺络拔罐法：也有称絮刺法。拔罐前，先在穴区用消毒三棱针或皮肤针点刺或叩刺，然后拔罐、留罐10～15分钟。去罐后，拭去血迹。本法适用于各种扭挫伤及疼痛固定的肌肉疾病。

4. 拔罐的适应证

拔罐法适用于风湿痛、扭挫伤、感冒、胃痛、腹痛、头痛及疮痈初起等。

5. 拔罐的注意事项

（1）拔罐时要选择适当体位和肌肉丰满的部位。若体位不当、移动、骨骼凸凹不平、毛发较多的部位均不适用。

（2）拔罐时要根据所拔部位的面积大小而选择大小适宜的罐。操作时必须迅速，才能使罐拔紧，吸附有力。

（3）用火罐时应注意勿灼伤或烫伤皮肤。若烫伤或留罐时间太长而皮肤起水疱时，小的勿须处理，仅敷以消毒纱布，防止擦破即可。水疱较大时，用消毒针将水放出，涂以龙胆紫药水，或用消毒纱布包敷，以防感染。

（4）皮肤有过敏、溃疡、水肿及大血管分布部位，不宜拔罐。高热抽搐者，以及孕妇的腹部、腰骶部位，亦不宜拔罐。

（5）身体虚弱者不适合拔火罐。身体虚弱者体内阳气不足，如果再拔火罐会导致阳气更加不足，更加破坏了自身的阴阳平衡。所以身体虚弱，阳气不足，尽量不要考虑拔火罐。

（6）有肺部基础病的患者，如慢阻肺、肺结核、肺脓肿、支气管扩张等，不适用拔火罐。

（7）拔火罐后洗澡容易着凉，因此拔火罐后不宜洗澡，

（8）长时间拔火罐会导致皮肤感染。一般以不超过 10 分钟为宜。拔罐时间过长易拔出水疱，伤害皮肤，可能会引起皮肤感染。

（三）刮痧疗法

刮痧疗法是在中医经络腧穴理论指导下，应用边缘钝滑的器具，如牛角类、砭石类等刮板或匙，蘸上刮痧油、水或润滑剂等介质，在体表一定部位反复刮动，使局部出现痧斑的一种中医外治技术。通过疏通腠理，驱邪外出，疏通经络，通调营卫，和谐脏腑功能达到防治疾病的作用。

1. 刮痧治疗作用

刮痧可以祛除邪气，祛风散寒，疏通经络，尤其对改善女性手脚冰凉的症状具有很好的效果。腹部刮痧还能促进胃肠蠕动，改善消化功能，加速胃肠排空，缓解长期便秘的症状；在眼周刮痧，可以有效改善眼睛周围的经络气血运行，促进血液循环，达到缓解视觉疲劳的作用；颈部刮痧能舒筋活血，改善颈部肌肉的痉挛情况，祛除局部气血瘀滞的状态。

2. 刮痧的准备及操作方法

（1）评估

①病室环境，主要是室温适宜。

②主要症状、既往史，要询问是否有出血性疾病、妊娠或月经期。

③体质及对疼痛的耐受程度。

④刮痧部位皮肤情况。

（2）告知

①刮痧的作用、简单的操作方法及局部感觉。

②刮痧部位的皮肤有轻微疼痛、灼热感，刮痧过程中如有不适及时告

知护士。

③刮痧部位出现红紫色痧点或瘀斑，为正常表现，数日可消除。

④刮痧结束后最好饮用一杯温水，不宜即刻食用生冷食物，出痧后30分钟内不宜洗冷水澡。

⑤冬季应避免感受风寒；夏季避免风扇、空调直吹刮痧部位。

（3）用物准备

治疗盘、刮痧板（牛角类、砭石类等刮痧类板或匙）、介质（刮痧油、清水、润肤乳等）、毛巾、卷纸，必要时备浴巾、屏风等物。

（4）操作方法

①核对医嘱，评估患者，遵照医嘱确定刮痧部位，排空二便，做好解释。

②检查刮具边缘有无缺损。备齐用物，携至床旁。

③协助患者取合理体位，暴露刮痧部位，注意保护隐私及保暖。

④用刮痧板蘸取适量介质涂抹于刮痧部位。

⑤单手握板，将刮痧板放置掌心，用拇指和食指、中指夹住刮痧板，无名指小指紧贴刮痧板边角，从三个角度固定刮痧板。刮痧时利用指力和腕力调整刮痧板角度，使刮痧板与皮肤之间夹角约为45°，以肘关节为轴心，前臂做有规律地移动。（见图4-7）

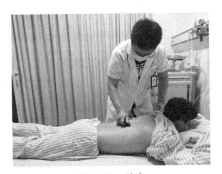

图4-7　刮痧

⑥刮痧顺序一般为先头面后手足，先腰背后胸腹，先上肢后下肢，先

内侧后外侧逐步按顺序刮痧。

⑦刮痧时用力要均匀，由轻到重，以患者能耐受为度，单一方向，不要来回刮。一般刮至皮肤出现红紫为度，或出现粟粒状、丘疹样斑点，或条索状斑块等形态变化，并伴有局部热感或轻微疼痛。对一些不易出痧或出痧较小的患者，不可强求出痧。

⑧观察病情及局部皮肤颜色变化，询问患者有无不适，调节手法力度。

⑨每个部位一般刮 20 ～ 30 次，局部刮痧一般 5 ～ 10 分钟。

⑩刮痧完毕，清洁局部皮肤，协助患者穿衣，安置舒适体位，整理床单位。

4. 刮痧的适应证

刮痧适用于外感性疾病所致的不适，如高热头痛、恶心呕吐、腹痛腹泻等；各类骨关节病引起的疼痛，如腰腿痛、肩关节疼痛等症状。

5. 刮痧的注意事项

（1）操作前应了解病情，特别注意下列疾病者不宜进行刮痧，如严重心血管疾病、肝肾功能不全、出血倾向疾病、感染性疾病、极度虚弱、皮肤疖肿包块、皮肤过敏者不宜进行刮痧术。

（2）空腹及饱食后不宜进行刮痧术。

（3）急性扭挫伤、皮肤出现肿胀破溃者不宜进行刮痧术。

（4）刮痧不配合者，如醉酒、精神分裂症、抽搐者不宜进行刮痧术。

（5）孕妇的腹部、腰骶部不宜进行刮痧术。

（6）刮痧过程中若出现头晕、目眩、心慌、出冷汗、面色苍白、恶心欲吐，甚至神昏仆倒等晕刮现象，应立即停止刮痧，取平卧位，立刻通知医生，配合处理。

六、物理疗法

物理疗法是利用各种物理刺激作用于机体引起所需的各种反应，以调节、加强或恢复各种生理功能，促进病理过程向有利于疾病康复的方向发展，从而达到治疗目的的一种疗法。

1. 物理疗法的治疗作用

（1）加速创伤的愈合：物理疗法可以改善局部的血液循环，降低局部小血管的渗透性，提高白细胞和吞噬细胞的吞噬能力，从而促使局部病变组织从被动充血和瘀血状态中逆转过来，变为血流通畅的主动充血，以消除组织水肿，促进血肿吸收，改善组织缺氧和营养状态，消除炎症反应。

（2）减少瘢痕和粘连的形成：瘢痕组织是一种循环不良、结构不正常、神经分布错乱的修复性组织，粘连是因炎症渗出后组织纤维机化而形成的病理性结缔组织。理疗可减少胶原纤维的形成和玻璃样变性过程，也可减轻瘢痕组织水肿，改善局部组织血供和营养，从而减少瘢痕和粘连的形成。同时，也可缓解或消除瘢痕瘙痒、瘢痕疼痛等症状。

（3）镇痛作用：炎症刺激、缺血或代谢致痛介质，以及精神因素等都可产生疼痛。理疗可以提高痛阈，祛除各种致痛原因，从而达到镇痛。

（4）避免或减轻并发症和后遗症：理疗可以改善局部的血液循环，加速组织水肿吸收，改善局部组织营养，减少瘢痕和粘连的形成。同时，通过镇痛作用而有利于肌肉得到较充分的活动，避免关节僵硬、肌肉萎缩等后遗症。

2. 物理疗法的种类

（1）电疗法：电疗法的种类很多，临床上应根据不同的病证选择应用。

①直流电疗法：是应用直流电作用于人体使组织中离子、水分子和胶体微粒转移，改变离子浓度而达到治疗目的的一种方法。适用于脊髓损伤、周围神经损伤、瘢痕增生和组织粘连等。心力衰竭、有出血倾向者，以及对直流电过敏或局部有广泛或严重皮肤损伤者禁用。

②感应电疗法：是应用感应电流作用于人体治疗疾病的一种方法。皮肤对感应电流电阻较小，故比直流电容易通过皮肤而扩散到组织器官中

去。适用于软组织扭挫伤，下运动神经元部分损伤后的弛缓性麻痹、失用性肌萎缩等。禁忌证同"直流电疗法"。

③间动电疗法：间动电是在直流电基础上，叠加经过半波或全波整流后的低频正弦电流治疗疾病的方法。其作用于人体后可使组织内离子分布发生改变，从而达到止痛、促进周围血液循环、调节神经和肌肉组织的紧张度等效果。适用于软组织扭挫伤、关节强直、肌萎缩、腰肌劳损和肩周炎等。禁忌证同"直流电疗法"。

④电体操疗法：是以各种不同形式的电流作用于神经或肌肉，使肌肉产生收缩的一种方法，又称电刺激疗法。适用于周围神经损伤、肌萎缩、关节强直等。禁忌证同"直流电疗法"。

⑤刺激电疗法：是应用方形脉冲电波或低频脉冲电流来达到止痛目的的一种方法。适用于各种痛症。有出血倾向者、化脓性疾病患者和带有心脏起搏器的患者禁用。

⑥音频电疗法：是应用频率在音频范围内的中频正弦交流电来治疗疾病的一种方法，有止痛、促进血液循环、软化瘢痕、松解粘连的作用。禁忌证同"直流电疗法"。

⑦干扰电疗法：是应用两路频率不同的中频电流交叉地分别输入人体，在体内产生低频调制的脉冲中频电流来治疗疾病的一种方法。具有止痛、促进局部血液循环、促进水肿和渗出物的吸收、兴奋骨骼肌和平滑肌等作用。适用于软组织扭挫伤、神经损伤、肌萎缩及创伤后积液或瘀血吸收差、关节炎及关节周围炎等。禁忌证同"直流电疗法"。

⑧短波电疗法：是应用300万～3000万Hz范围内的高频电磁波在人体内产生的热效应，以加强血液循环，改善组织营养，降低肌肉和结缔组织纤维的张力，而达到消炎止痛、消肿解痉等的一种治疗方法。适用于软组织扭挫伤、损伤后遗症及关节炎、神经损伤等。有内脏出血者、心血管系统代偿功能不全者及带有心脏起搏器者禁用。

⑨超短波电疗法：是应用波长在10～1m（频率30～300MHz）范

围内的高频电磁波产生比短波电疗法更为深透的热效应，从而对人体进行治疗的一种方法。此外，尚能产生一种很明显的非热效应（或称热外效应），可明显加速神经再生，加强白细胞的吞噬作用，抑制急性炎症过程。适用于周围神经损伤、伤口感染等。禁忌证同"短波电疗法"。

⑩微波电疗法：是应用波长在 1m ～ 1mm 范围内的超高频电磁波在人体内产生的热效应和非热效应，以达到止痛、促进血液循环及解痉等的一种方法。其作用局限而均匀，而非热效应比超短波有更显著的作用，使组织内动、静脉显著扩张，血流速度及血循环量均显著增加。适用于软组织扭挫伤、关节炎等。禁忌证同"短波电疗法"。

（2）光疗法：是应用光照射人体，利用其产生的热效应和光化学效应达到促进血液循环、加速组织的再生能力和细胞活力、加速炎症产物及代谢产物的吸收、镇痛解痉的一种方法。适用于软组织扭挫伤、周围神经损伤、瘢痕硬结、肌肉劳损等。有出血倾向、高热者禁用。光疗法可分为红外线疗法和可见光疗法两种，临床可根据疾病的不同选择使用。

（3）激光疗法：激光是 20 世纪 60 年代发展起来的一门新技术，治疗作用基础主要是热效应、机械效应（光压作用）、光化学效应和电磁效应等 4 个方面。适用于软组织扭挫伤等。目前理疗应用的激光器尚无明确的禁忌证。

（4）超声疗法：是应用频率在 20kHz 以上，不引起正常人听觉反应的机械振动波作用于人体，利用其产生的机械作用、化学作用和温热作用，以改善血液循环，加强组织营养和促进组织物质代谢的一种方法。适用于软组织扭挫伤、各种神经痛、关节炎、肌炎、瘢痕增生、硬结和血肿机化等。有血栓性静脉炎、出血倾向者禁用。

（5）药物离子透入疗法：是应用直流或感应电电疗机配合离子液或中草药液将各种微量元素（如铁、铜、锌等）及药物的有效成分透入皮下组织，以改善、调整机体的内环境，促进神经、肌肉等组织的生长及代谢，达到治疗疾病的一种方法。适用于各种急、慢性筋伤疾病，如急性腰扭伤、慢性腰肌劳损、骨性关节炎等。使用时电压、电流强度因人而异，直流电极片的负极不可置错，颈动脉窦前区和第 3 腰椎以上脊椎两侧不能放置电极板。皮肤溃破者、孕妇及高血压等患者慎用。

（6）磁疗法：是应用磁场作用于机体来治疗疾病的一种方法。其主要治疗作用是镇痛、消肿、消炎和镇静，临床有穴位磁疗法、磁按摩法、交变磁场疗法、旋转磁疗法及磁电综合疗法等。适用于软组织扭挫伤，能减少瘢痕形成及促进瘢痕软化等。磁疗法目前尚无绝对禁忌证。

（7）蜡疗法：是利用加热后的石蜡作为导热体涂敷于伤部，以达到治疗疾病的一种方法。蜡疗法的主要作用是温热和机械压迫，一般无化学性刺激作用。适用于软组织扭挫伤，瘢痕挛缩、粘连等。患有感染性皮肤病、出血者禁用。

七、牵引疗法

牵引疗法是用适当重量的牵引力和自身体重的反牵引力或用机械的牵引力，克服肌肉的收缩力，以缓解肌肉痉挛，扩大椎间隙，解除神经、血管的卡压，进而改善临床症状的一种治疗方法。筋伤治疗中普遍使用的是颈椎和腰椎牵引。

（一）颈椎牵引法

颈椎牵引法又称枕颌牵引，可分为坐式牵引和卧式牵引两种。牵引重量要根据患者的年龄、性别、体质、病情、颈部肌肉状况及对牵引的反应而定，一般为 3 ～ 6kg，应从小重量开始逐渐增加，直至出现最佳效果为止。每日 1 ～ 2 次，每次 30 分钟，10 次为 1 个疗程，间隔 1 周后可继续牵引。如连续牵引 2 ～ 3 周仍无明显效果，可放弃牵引而改用其他方法治疗。适用于颈椎病患者。

（二）腰椎牵引

临床一般采用骨盆电动牵引。患者仰卧在牵引床上，分别固定胸部和骨盆部。牵引可分为连续牵引和间断牵引两种。牵引重量一般为自身重量的 1/7，从小到大，逐渐增加，直至达到最佳效果为止。每日 1 次，每次牵引时间为 20 ～ 30 分钟，牵引次数可以根据患者反应灵活掌握。适用于急、慢性腰扭伤，腰椎间盘突出症等患者。

八、运动导引疗法

一部分筋伤是因人们缺乏足够的自我预防保健知识所引起的，特别是慢性筋伤，治疗过程中常出现功能恢复缓慢或留有后遗症。所以，应将治疗与预防、保健密切结合起来，其目的就是尽快促使组织愈合，功能恢复。保健应当是积极的，除避免过度疲劳、注意休息外，还可采取药物调补和功能锻炼等方法。实践证明，功能锻炼对于筋伤恢复确有良效，《吕氏春秋》有"形不动则精不流，精不流则气郁"的记载。合理的肢体关节活动和全身锻炼，能推动气血流通，促进祛瘀生新，使筋骨关节得到滋养，有利于慢性筋伤的修复。但是，锻炼必须持之以恒，才能取得效果。

练功疗法又称功能锻炼，即通过运动加强肢体功能活动而达到防治疾患的一种有效疗法。练功疗法是筋伤治疗方法中重要的组成部分，在中医学宝库中有着丰富的理论和经验。

《吕氏春秋·季春篇》曰："流水不腐，户枢不蠹，动也。"《吕氏春秋·古乐篇》曰："昔陶唐之始，阴多滞伏而湛积，水道壅塞，不行其原，民气郁阏而滞着，筋骨瑟缩不达，故作为舞以宣导之。"长沙马王堆出土的帛画"引导图"即反映了古人进行功能锻炼的一些情况。

汉代华佗创"五禽之戏"，模仿虎、熊、猿、鹤、鹿等五种动物的动作进行锻炼，以求"谷气得消，血脉流通，病不得坐"。隋代《诸病源候论》中收集了大量的"导引法"，不仅内容丰富，且施术具体，目的明确。唐代《备急千金要方》中载"老子按摩法"和"天竺国按摩法"，则是两组成套的导引和自我按摩相结合的练功疗法。中医骨伤科第一部专著《仙授理伤续断秘方》在治疗骨折时更是强调："凡曲转，如手腕脚凹手指之类，要转动或屈或伸，时时为之方可。"又说："大概看曲转处脚凹之类不可夹缚，恐后伸不得。"说明古人早已认识到"宗筋主束骨而利关节"（《素问·痿论》）。骨折必伴有不同程度的筋伤，在治疗骨折中可通过练功而达到恢复筋的功能。后世不断推出并沿袭的易筋经、八段锦、太极拳等术式，则从不同角度丰富了练功疗法的内容。现代医家在古人遗留的丰富经验的基础上，经过大量研究和实践总结，形成了一整套行之有效的练功疗法。

实践证明，练功疗法治疗筋伤可以促进气血流通，加速瘀去新生，促进损伤组织的修复和功能恢复，是提高和巩固临床疗效必须重视的一种治疗方法。

（一）练功的作用和注意事项

1. 练功的作用

（1）活血化瘀，消肿定痛：进行伤肢关节和全身锻炼，对治疗损伤可起到推动气血流通和加速瘀去新生的作用。由于损伤产生不同程度的络道阻塞不通，血瘀气滞，导致疼痛、肿胀。而练功能促进血液循环，行气活血，达到消肿定痛的目的。

（2）濡养关节：练功可使损伤的关节筋络伸展、舒松，有助于缓解筋肉痉挛。气血流通对损伤后期的肌筋劳损，局部气血不荣、酸痛麻木和肌肉萎缩等症状的改善有一定疗效。

（3）避免关节粘连：关节粘连以至僵硬、强直的原因是多方面的，但其主要的原因是不进行活动。所以，积极、合理地练功是保持关节功能活动的有效措施。

（4）恢复肢体功能，巩固治疗效果：练功促进人体的气血生化和运行，逐步改善损伤组织濡养失司的状况，有利于损伤组织的修复。同时，气血旺盛，筋骨强劲，可提高机体抗损伤能力。

2. 练功的临床应用和注意事项

（1）明辨伤情，确定练功内容和运动强度，制定合理的练功计划。练功的内容应因人而异，因病而异。医者既需要了解损伤的病理特点，又要掌握各种功法的治疗作用，才能正确选择练功方法，合理安排练功内容。

选择适宜的运动量也是医疗练功时的一个重要问题，只有合适而强度足够的运动量，才能取得满意的效果。

（2）正确指导患者练功动作，是取得良好疗效的一个重要因素。上肢练功的主要要求是手的持、握、抓、捏功能的恢复。上肢任何一个关节受限制，都将妨碍手的功能活动。所以，除了注意损伤局部关节的治疗外，对上肢关节都应采用练功方法以预防关节发生功能障碍。下肢练功的主要要求是下肢的负重和行走功能的恢复，使各关节保持充分的稳定。在人体活动中，尤其需要有强大而有力的臀大肌、股四头肌和小腿三头肌支持，才能保持正常的行走，故练功时应特别加以注意。

（3）练功要掌握循序渐进的原则，防止损伤和偏差。练功时必须以恢复和增强肢体生理功能为中心，锻炼时间由短到长，次数应由少到多，动作幅度由小到大，负重由轻到重。如练功中出现疼痛加重、伤情恶化时，应立即改变练功方法，或者暂时停止练功。

（4）定期复查，评定疗效，随时调整。定期复查不仅可以了解患者病情和功能恢复情况，还可随时调整练功内容和运动量。此外，还可使患者看到医疗效果，有助于坚定患者练功的信心。

（5）练功时要全神贯注，思想集中，每日以 2 ～ 3 次为宜。在练功时尚要注意四时气候变化，避免六淫时邪侵袭机体。

（二）练功的方法

1. 颈部练功法

（1）作用：增强颈项部肌肉的力量和舒缩的协调性，提高和巩固颈部肌肉劳损、落枕、颈椎关节突关节紊乱和颈椎间盘突出症等疾患的治疗效果。

（2）锻炼方法：采用站立位。站立时两足分开，与肩同宽，两手叉腰进行深呼吸并做以下动作。

①与颈争力：上身、腰部不动。抬头望天，颈部后伸至最大限度，吸气，还原。低头看地，尽量使下颌接近胸骨柄上缘，呼气，还原。重复动作数次至十数次。

②左右侧屈：吸气时头向左侧屈，呼气时头部还原正中位，呼气时头向右侧屈，吸气时还原。左右交替，数次至十数次。

③犀牛望月：头颈先向右、向上方尽量旋转，眼看右后上方（似向天空望月亮一样），深吸气，还原，呼气。头颈向左后上方旋转，眼看左后上方，吸气，还原，呼气头颈转动时身体不必向前伸出，转动速度要慢，重复数次至十数次。

④颈椎环转：头部做顺时针方向或逆时针方向回旋活动，顺、逆交替。本式急性损伤者慎用。重复数次至十数次。

2. 肩臂部练功法

（1）作用：防治肩、肘关节因外伤或慢性劳损引起的疼痛及关节活动障碍等。

（2）锻炼方法

①前伸后屈：采用立位，两手握拳放在腰间，用力将上肢向前上方伸直，然后用力收回。左右交替，重复数次至十数次。

②内外旋转：采用立位，两手握拳，肘关节屈曲，前臂旋后。利用前臂来回划半圆圈动作做肩关节旋内和旋外活动。两臂交替，重复数次至十数次。

③上肢回环：取站立位，两足分开，与肩同宽，一手叉腰，另一手握拳。整个上肢做顺、逆时针方向划圈回环，由小到大，由慢到快。左右交替，重复数次至十数次。

④手指爬墙，两足分开站立，面向墙壁。用患侧手指沿墙壁徐徐向上

做爬行动作，使上肢高举到最大限度，然后再沿墙归回到原处。重复数次至十数次。

⑤弓步云手：两下肢前后分开呈弓步站立，用健侧手托扶患肢前臂使身体的重心先后移，两上肢屈肘，前臂靠在胸前，再使身体重心移向前，同时把患肢前臂在同水平上做顺时针或逆时针方向弧形伸出，前后交替。重复数次至十数次。

⑥肘部屈伸：取坐位，患肢放在桌面的枕头上，手握拳。用力徐徐屈肘、伸肘。重复十数次至数十次。

⑦双手托天：两脚分开站立，两肘屈曲，两手放在腹部，手指交叉，掌心向上。反掌上举，掌心向上，同时抬头眼看手掌，还原。初起可由健肢用力帮助患臂向上举起，高度逐渐增加，以患者能忍受为度。重复数次至十数次。

⑧弯肱拔刀：预备姿势，两脚开立，两臂下垂。第一步右臂屈肘向上提起，掌心向前，提过头顶，然后向右下落，抱住颈项；左臂同时屈肘，掌心向后，自背后上提，手背贴于腰后。第二步右掌自头顶由前下垂，右臂垂直后再屈肘，掌心向后，自背后上提于后腰部。左掌同时自背后下垂，左臂垂直后再屈肘由身前向上提起，掌心向前，提过头顶，然后向左下落，抱住颈部。右臂上托时吸气，左臂上托时呼气，手背上提时仰头向上看，足跟微提起。重复数次至十数次。

⑨体后拉肩：两脚分开站立，健侧之手在身体背后，握住患手。由健手牵拉患侧手臂，一拉一推，必须将患侧关节拉动。重复十数次至数十次。

3. 腕部练功法

（1）作用：防治前臂、腕部扭伤或慢性劳损等所致疼痛、关节功能活动障碍等。

（2）锻炼方法

①抓空增力：取立位或坐位，两手臂前平举。将手指尽量伸展张开，

然后用力屈肘握拳。左右交替进行，重复十数次至数十次。

②拧拳反掌：两脚分开站立，两臂前平举，掌心向上。两臂同时逐渐向前内侧旋转，使掌心向下变拳，还原变掌。握拳过程要有"拧"劲。重复十数次至数十次。

③上翘下钩：两脚分开站立，两手平伸向前，掌心向下。然后，桡腕关节做最大幅度背伸，成立掌的姿势。随后，桡腕关节做最大限度掌屈，成钩状。动作要缓慢有力，重复十数次至数十次。

④手滚圆球：手握两个圆球，手指活动使圆球滚动或交换两球位置。

4. 腰背练功法

（1）作用：治疗急性腰部扭伤、慢性腰肌劳损等引起的腰部疼痛及功能活动障碍。

（2）锻炼方法

①按摩腰眼：取坐位或立位，两手掌对搓发热后，紧按腰眼。两手同时向下推摩至腰骶部，然后再向上推回背部。按摩时用力适度，重复十数次至数十次。

②左右回旋：两脚分开站立，两手叉腰。腰部做顺时针或逆时针方向旋转运动。动作缓慢，幅度由小到大，顺逆回旋交替进行。重复十数次至数十次。

③转腰推碑：两脚分开站立，两臂下垂。向左转体，右手以立掌向正前方推出，手臂伸直与肩平；同时，左手握拳抽回至腰部，眼看左后方。向右转体，左手变立掌向正前方推出，右掌同时变拳抽回至腰部，眼看右后方。动作要缓慢，推掌与握拳抽回速度一致，转体时头颈与腰部同时转动。重复十数次至数十次。

④双手攀足：两脚并立，两手置腹前。向前弯腰，手掌下按着地，还原。动作缓慢，弯腰时两膝勿弯曲，重复数次至十数次。

⑤拧腰后举：两脚分开站立，两手下垂。上身下俯，两膝稍屈，右手向右上方扬起，腰随之，后旋头，随之向右上转，眼看右手，左手同时

虚按右膝。上身仍下俯，两膝仍稍屈，左手向左上方扬起，腰随之，后旋头，随之向左上转，眼看左手，右手同时虚按左膝。重复数次至十数次。

⑥拱桥式：取仰卧位，两手屈肘，两腿半屈膝。以头后枕部、两肘、两足五点为支撑，两掌托腰点用力将腰拱起。动作要缓慢，重复数次至十数次。（见图 4-8）

⑦飞燕式：取俯卧位，头转向一侧，两上肢靠身旁伸直。头、颈、肩带动两上肢向后做背伸动作，或两腿、腰部同时做过伸动作，上身与两上肢同时背伸，还原。重复数次至十数次。（见图 4-9）

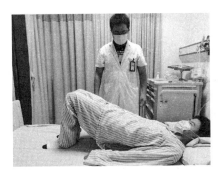 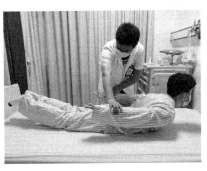

图 4-8　腰部功法 – 小拱桥　　　　图 4-9　腰部功法 – 小飞燕

⑧滚床起坐法：取仰卧位，屈髋屈膝，两臂环抱双膝。以背部为支点，双髋、双膝向前上方用力，使背部前后摇动，并利用惯性力坐起，还原。重复十数次至数十次。

5. 下肢练功法

（1）作用：治疗急性扭伤或慢性劳损引起的疼痛和髋、膝、踝关节功能障碍等。

（2）锻炼方法

①左右下伏：两脚分开站立，两手叉腰，两肘撑开。右腿向外屈曲下蹲，左腿伸直，还原；左腿向外屈曲下蹲，右腿伸直，还原上体伸直，动作幅度由小渐大。重复数次或十数次。

②半蹲转膝：两脚并立，两膝微屈，两手按于膝上。两膝自左向后、

右、前做环转运动，还原；自右向后、左、前做环转运动，还原。两足不动，两手按膝不必用力。交替进行，重复数次至十数次。

③屈膝下蹲：两脚分开站立，两手下垂。脚尖着地，脚跟稍提，两腿下蹲，两手成掌伸直平举，还原。下蹲时尽可能使臀部下触脚跟。重复数次至十数次。

④搓滚舒筋：坐于凳上，将竹管或圆棒放在地上，患足踏住。膝关节活动使圆管活动于足底前、后之间。重复数十次至上百次。

⑤蹬车活动：坐于特制的练功车上，模拟踏自行车运动。重复数十次至上百次。

第五章　常见慢性筋骨疾病

第一节　颈椎病

颈椎病又称颈椎综合征，是指颈椎骨质增生、颈项韧带钙化、颈椎间盘退行性改变等，刺激或压迫邻近的神经、脊髓、血管等组织而产生一系列临床症状和体征的综合征，是临床上常见的慢性筋骨疾病。本病多见于中老年人，近年有年轻化的趋势，需重视其治疗与养护。

此病属于中医学"项强""项痹""眩晕""痿证"等范畴。

一、发病原因

本病多由感受外邪、外伤、退行性改变及劳损引起。

1. 风寒湿邪侵袭　《素问·至真要大论》云："诸痉项强，皆属于湿，湿淫所胜……病冲头痛，目似脱，项似拔。"宋·严用和《济生方·痹》亦说："皆因体虚，腠理空疏，受风寒湿气而成痹也。"清·吴谦《医宗金鉴》指出："风气郁盛者，痛则项背强。湿气郁甚者，痛则肩背重。"颈部感受风寒湿邪，使局部气血受阻，不能荣养颈椎，导致椎间盘变形，颈椎失稳，关节错缝，刺激神经根而引起颈椎病。

2. 外伤　唐代王焘《外台秘要》已提到"因坠打压损，有头项伤折骨节"。《证治准绳》云："颈病头晕非是风邪，即是气挫，亦有落枕而成痛者……由挫闪及久坐而致。"

3. 退行性改变　因年高肝肾不足，筋骨懈惰，引起椎间盘萎缩变扁，弹性减小，向四周膨出，椎间隙变窄，逐渐形成骨刺、骨赘刺激椎间盘，后纵韧带及关节囊的充血、肿胀、纤维化，或形态结构的改变，如生理弯曲改变、关节错缝等，最终累及周围的神经、血管、脊髓而出现一系列临床症状。

4. 劳损　颈项部日常活动度大，易受外伤造成劳损。如长期伏案工作，反复落枕，或枕头、睡姿不当而引起颈部肌肉韧带的慢性持续性劳损。

二、相关临床解剖

（1）骨骼

颈椎共 7 块，其中第 3、4、5、6 颈椎为典型椎骨，第 1、2、7 颈椎为非典型椎骨。典型颈椎的特征：椎体较小，左右径大于前后径，上面突起（形成侧缘关节），下面凹陷，椎孔较大呈三角形；所有颈椎（典型或非典型）的横突孔中都有椎血管走行（椎动、静脉，第 7 颈椎横突孔中无椎动脉走行）。非典型椎骨的特征：第 1 颈椎没有椎体，呈环状称寰椎，由前弓、后弓和侧块构成；前弓后面的齿凹与第 2 颈椎的齿突形成关节；侧块上的椭圆形凹陷与颅底的枕髁形成关节，使头能做点头动作。第 2 颈椎（或枢椎）有一向上的指状突起称齿突，寰椎可围绕齿突做旋转运动。第 7 颈椎的棘突特别长近似水平，末端不分权，形成结节，在皮下易触及，常作为计数椎骨序数的标志。

（2）周围神经

① C1 脊神经：其前支位于寰椎后弓的椎动脉沟内，于椎动脉的下侧向外行，绕寰椎侧块的外侧向前，然后在寰椎横突前侧下降，与 C2 脊神经的升支在颈内静脉的后侧相互吻合，形成颈神经丛的第一襻。C1 脊神经的后支为枕下神经，由寰椎后弓上缘穿出，多数是从椎动脉与后弓之间

穿出，少数是从椎动脉上方穿出。然后枕下神经发出分支至头后大直肌、头后小直肌、头上斜肌和头下斜肌，支配这4块肌肉。C1脊神经穿行于枕骨与寰椎后弓之间，经椎动脉沟，在椎动脉的下侧穿出寰枕膜。

②C2脊神经：神经根的硬膜外部分位于寰椎后弓和枢椎之间，在寰枢椎形成的拱内朝背外侧走行，继而分成前支和后支。C2脊神经及其分支与寰枢后膜紧密相连，后支位于寰枢后膜的背侧面，与C1脊神经后支交通后分为较细的外侧支和较粗的内侧支，内侧支即为枕大神经。在平枕外隆凸处，枕大神经距后正中线的距离一般为2～4cm；在平寰椎后弓结节处，一般是旁开1～1.5cm；在平枢椎棘突处，一般是旁开2～2.5cm。其支配区除部分分布于项肌外，其余伴随着枕动脉分布于枕部的皮肤。有的在半棘肌的深面、头下斜肌的表面发出小支与枕下神经和C3脊神经吻合。C2脊神经的前支横行越过寰枢关节囊的外侧，水平走至C2上关节突平面，固定在头下斜肌的肌筋膜上，头下斜肌筋膜也固定在寰枢后膜上，斜下走行环绕着中斜角肌或肩胛提肌的前上部，通过吻合支与C1脊神经的前支联合在一起形成一个共干。此神经共干向后背侧越过中斜角肌，在胸锁乳突肌的后方转向枕颈部。在胸锁乳突肌后方分为两个上升的浅表支，此浅表支发出分支与C3脊神经前支联合，枕小神经发出分支环绕着胸锁乳突肌，走行至耳后部，分布于乳突的后外侧部。另外，一部分神经至枕部后中线附近，也可直接发出分支与C3脊神经的腹侧支联合，发出枕小神经。枕小神经的变异最多，分布范围比较广，在枕后部与枕大神经分支间有众多吻合。一般认为，枕小神经分布于枕部及耳郭背面上1/3的皮肤，耳大神经分布于耳郭背面及腮腺区的皮肤。

③C3脊神经：脊神经后支绕过C3关节突后，穿过横突间肌分为内侧支、外侧支和交通支，C3脊神经后支的内侧支为枕神经，分布于枕外隆凸附近的皮肤。发出的交通支支配口裂以上枕外隆凸下方的项背部及枕部皮肤，并与枕大、枕小神经相交通。内侧深支穿过关节周围纤维组织，支配C3～C4关节突关节。

④C4 ～ C8 脊神经：脊神经后支由骨纤维孔进入横突间区，穿过横突间肌后分为内侧支和外侧支、内侧支的深支支配颈部棘间肌，浅支走行于颈半棘肌与多裂肌间，穿过斜方肌起点变为皮支，内侧支还发出关节支，支配相邻关节突关节。外侧支在头半棘肌起点处肌腱性组织中浅出，支配颈长肌和颈夹肌。

⑤颈部交感神经：颈交感神经干位于颈血管鞘后方，颈椎横突的前方，椎前筋膜的深侧。一般每侧 3 个交感节，分别称为颈上、中、下节。这 3 个神经节以节间支相互连接，并有吻合支与有关的脑神经相连接。颈上神经节位于 C4 和 C6 或 C7 横突前方，后侧为颈长肌及其筋膜。颈中神经节最小，位于 C4 处。颈下神经节位于 C7 横突与第 1 肋颈之间，形状不规则。在椎动脉起始部的后方，常与 T1 脊神经节合并，称为颈胸神经节（星状神经节）。它有许多放射状的分支。

（3）颈根部血管

颈根部位于胸锁乳突肌深面的下方，胸、颈和上肢的重要结构均通过此区域。可以前斜角肌作为该区的标志。此肌起自第 3 ～ 6 颈椎横突前结节，肌纤维斜向下外，止于第 1 肋上的前斜角肌结节。前、中斜肌之间的间隙称为斜角肌间隙，有锁骨下动脉和臂丛通过；前斜角肌前方有膈神经和锁骨下静脉及其属支等；后内侧有胸膜顶、肺尖和胸导管的颈段（左侧）；外侧有锁骨下动、静脉，臂丛和颈横动脉等重要结构。在该肌的前后方及外侧，均有胸、颈和上肢的横行血管及神经。当该肌痉挛、萎缩、纤维化或有颈肋时，常可导致臂丛和锁骨下动脉等不同程度的受压，称胸廓出口综合征。

①椎动脉：沿颈长肌外侧缘向上，穿经第 6 颈椎以上的各颈椎横突孔，后经枕骨大孔入颅，分布至脑和内耳。有统计资料表明，它通常起于锁骨下动脉第一段（96.13%），有时可起于主动脉弓（3.84%），极少起于颈总动脉。副椎动脉出现率为 1.36%，在椎动脉三角内侧上行。

②椎静脉：和同名动脉伴行，汇入头臂静脉。

③甲状腺下动脉：沿前斜角肌内缘上行。

三、临床表现

根据临床表现，颈椎病可分为颈型、神经根型、脊髓型、椎动脉型、交感神经型、食管压迫型及混合型。

（一）颈型颈椎病

颈型颈椎病主要表现为头、肩、颈、臂疼痛及有相应的压痛点。它是颈椎病的首要症状和常见症状。此类型在临床上最为常见，是颈椎病的最初阶段，也是治疗最有利时期。

体征为颈部疼痛伴有僵硬感，患者头部向患侧倾斜，颈生理弯曲改变，颈肩部的肌肉紧张僵硬。触诊检查可见患部广泛压痛多较轻，无放射痛，如肌腱附着点、筋膜、韧带及颈椎棘突间和两侧。一般无神经功能障碍的表现，椎间孔挤压试验、臂丛神经牵拉试验阴性。

影像学检查X线表现为除颈椎生理曲度变直或消失外，正位片可见相邻钩椎关节间隙不等宽，两侧应力位片上约有1/3病例椎间隙松动。少数病例可看到椎体边缘增生和项韧带钙化等表现，但也有的病人X线片仅有颈椎生理曲线的改变。

（二）神经根型颈椎病

神经根型颈椎病主要表现为颈肩痛，常向一侧或双侧上肢放射，伴有与神经根分布区域一致的麻木等异常感觉。

体征为颈部活动受限、僵硬，患部颈椎、肩胛骨内上方常有压痛点，部分患者可手触扪及条索状硬结，受压神经根节段分布区皮肤感觉减退、腱反射异常及肌力减退。臂丛神经牵拉试验阳性，颈椎间孔挤压试验阳性。

影像学检查：X线表现为颈脊柱的生理前凸减小或消失，椎间孔狭窄及钩椎关节骨质增生等异常改变；MRI 检查可显示椎间盘变性和髓核后突，髓核甚至可突向根管、椎管内，且大多偏向患侧。

（三）脊髓型颈椎病

脊髓型颈椎病主要表现为慢性、进行性四肢感觉及运动障碍，手不能做精细动作等，晚期下肢或四肢瘫痪，严重者二便失禁、尿潴留。

体征为颈部活动受限不明显，上肢活动欠灵活，受压迫的脊髓节段以下的感觉及运动障碍，肌张力增高，腱反射亢进。锥体束征阳性。

影像学检查：X 线侧位片表现为椎间隙狭窄及椎体后缘的骨赘生成，韧带钙化及生理弯曲的改变，应测定椎管前后径大小是否正常。CT 和 MR 表现为椎间盘、后纵韧带、钩椎关节和黄韧带病变及脊髓受压病理改变。肌电图检查对患椎的定位有参考价值。

（四）椎动脉型颈椎病

椎动脉型颈椎病主要表现为单侧颈枕部或枕顶部发作性头痛、活动受限，伴视力减退、耳鸣、听力下降、眩晕，可见猝然昏倒。

体征为常因头部活动在一定的位置时诱发或加重症状，头部旋转时眩晕为本类型的特点。

影像学检查：X 线片可见椎节不稳，颈椎生理曲度改变，椎间隙狭窄，项韧带钙化，椎体的前后缘骨赘生成等一系列病理改变。椎动脉的血流检测及椎动脉造影可见血管压迫、迂曲、变细和阻滞。

（五）交感神经型颈椎病

交感神经型颈椎病主要表现为累及头部、五官、胃肠道、心血管、面部及肢体的异常感觉等，根据发生的部位不同，症状也有所不同。如头痛、偏头痛或眩晕，伴有视物模糊，眼胀、眼干、多泪，耳鸣、听力减退或消失，恶心、呕吐，心前区持续性压痛，心率变化，颈肩部酸困疼痛，上肢发凉等症状。

体征为头部转动时症状可明显加重，压迫不稳定椎体的棘突可诱发或加重交感神经兴奋的症状。

影像学检查 X 线显示颈椎节段性不稳定。

（六）食管压迫型颈椎病

食管压迫型颈椎病主要表现为早期吞咽硬质食物时有困难感及食后胸骨后的异常感（烧灼、刺痛等），渐而影响吞咽软食与流质饮食。单纯的食管压迫型颈椎病少见，约80% 的病例尚伴有脊髓脊神经根或椎动脉受压症状。因此应对其进行全面检查。

体征为早期惧怕吞咽较干燥的食物，颈前屈时症状较轻，仰伸时加重。

影像学检查：X 线显示椎体前缘有骨刺形成，典型者呈鸟嘴状，其好发部位以颈 5 ～ 6 椎节最多，其次为颈 6 ～ 7 椎节及颈 4 ～ 5 椎节，约半数病例其食管受压范围可达 2 个椎间隙。CT、MR 检查可见患部椎节的一系列病理改变，包括前缘、后缘骨刺生成对食管的压迫程度。钡餐检查可清晰显示食管压迫的部位和程度，可由此推断骨赘的大小。

四、中医治疗与养护

（一）推拿疗法

患者取坐位，可根据情况施行以下手法重复数次，手法以深透、持久、均匀、柔和、有力，以患者舒适度为度。

1. 舒筋法　患者取坐位，术者用双手掌根部，从头开始，沿斜方肌、背阔肌、低棘肌的纤维方向，分别向项外侧沟及背部分流。手法由轻到重，再由重到轻。

2. 提拿法　术者用双手或单手提拿颈后、项两侧及肩部肌肉。

3. 揉捏法 术者立于患者后侧，以双手拇指或掌则小鱼际肌部置于颈后两侧，着力均匀，上下来回拿捏。

4. 点穴拨筋法 术者用中指或拇指点按天宗、合谷、阳溪、曲池及阿是穴（最为疼痛点），以有麻窜酸胀感为度。继之拨腋下的臂丛神经、桡神经和尺神经以麻窜至手指端为宜，在背部拨脊柱两侧的骶棘肌，沿该肌垂直方向从外向内拨动。

5. 端提运摇法 术者立于患者后侧，双手置于颈项部，用力向上提颈，并慢慢用力使头部向左右两侧旋转各 30°～ 40°。

6. 拍打叩击法 术者分别在项背部及肩胛部用手掌或双手握拳进行拍打、叩击，使组织舒展和缓解。运用此法时，动作要轻柔，要使患者感到轻松舒适。

（二）针灸疗法

针灸疗法有很好的疏通经络、消瘀止痛功效。近现代研究表明针灸可改善颈部局部微循环，缓解肌肉痉挛僵硬，对治疗颈椎病有显著的疗效，而且无副作用，易被广大群众接受。（见图 5-1）

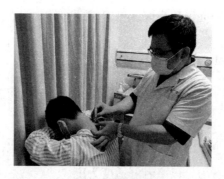

图 5-1　颈椎针刺

针灸治疗颈椎病可根据其不同类型和临床表现，辨证取穴。治疗多以局部"痛点为腧"和辨经取穴，如椎动脉型颈椎病多治以平肝息风、潜阳、祛痰、补虚为宜，选穴多以肝胆二经为主。脊髓型颈椎病多治以补益肝肾、益精填髓、强筋骨为宜，选穴多以肝肾二经为主。

主穴可选阿是穴（痛点）、大椎、天柱、后溪、液门、颈夹脊穴等。可根据临床的不同表现，辨证取穴。

1. 风寒痹阻者可加风池、风府。

2. 气滞血瘀者可加膈俞。

3. 肝肾亏虚者加肝俞、肾俞、足三里等穴。

4. 头晕目眩者加百会、四神聪、太阳等穴。

5. 上肢及手指麻木疼痛者，加肩髃、曲池、外关、合谷等穴。

6. 恶心、呕吐者加公孙、内关、足三里等穴。

7. 胸闷、心慌者加膻中、内关、心俞等穴。

可配合灸法使用。

（三）拔罐疗法

风寒痹阻型可选阿是穴（痛点）、肩井、大杼、天宗、曲池、合谷等。

1. 叩刺、走罐法操作　先用梅花针在以上部位轻叩，以皮肤发红或微微出血为度。血止后，走罐，直至皮肤潮红为止。起罐后，用艾灸温灸10分钟，隔日1次，10次为1个疗程。气滞血瘀型选阿是穴、大椎、大杼、肩井、曲池、合谷、膈俞等。

2. 刺络拔罐法操作　先用梅花针在上述各穴叩刺3～5遍，以皮肤发红、有少量出血点为度。叩刺后拔罐，留罐10分钟，以拔出瘀血为宜。隔日1次，10次为1个疗程。

（四）穴位注射疗法

穴位注射治疗颈椎病，与其余治疗方法相比，镇痛效果好，易于操作，痛苦少，见效快，可配合中药、推拿、针灸等各种治疗，提高治疗效果。

根据病症辨证取穴或寻找准确的阿是穴（痛点）进行穴位注射治疗。

主穴：阿是穴、大椎、颈夹脊穴、天宗、秉风等穴；配穴：百会、风池、附分、手三里、外关、合谷等穴。

操作：根据取穴多少选用 5mL、10mL、20mL 无菌注射器抽吸药液，药液有当归注射液、复方丹参注射液、黄芪注射液等。药液吸满后换用已经消毒好的 5 号针头，根据病情辨证选取上述相应穴位 2～4 个，局部用碘伏棉球常规消毒后，采用无痛快速进针法刺入皮下组织，然后缓慢深入。必要时可以采用提插及捻转手法以加强针感，待局部出现酸、胀、重等针刺感应后，回抽无血，再将药液推入穴位，每个穴位 2～5mL。推药速度可根据情况适度掌握，老年人及有高血压、心脏病及特异敏感性体质的人推药要缓慢，体质好且病史较长、局部感应性差的人可快速推入以加强刺激。

（五）刮痧疗法

风寒痹阻型可选择阿是穴及其周围、天柱、大椎、风池、肩井等穴。

操作：泻法。刮痧前在刮痧部位涂抹刮痧油。先刮拭风池穴至肩井穴，由上至下，一次到位。继而从大椎至天柱，由大椎穴向两侧刮拭，用力适当，以患者舒适为度，可用刮板棱角点按穴位，以出痧为宜。

气滞血瘀型可选阿是穴及其周围、风池、肩井、天柱、大椎、血海、膈俞、三阴交等穴。

操作：泻法。刮痧前在刮痧部位涂抹刮痧油。先刮拭风池穴至肩井穴，由上至下，一次到位。继而从大椎至天柱，由大椎穴向两侧刮拭，用力适当，以患者舒适为度。刮背部膈俞穴，宜用刮板角部由上至下重刮，30 次，出痧为度。随后刮拭下肢的血海和三阴交穴，重刮，各 30 次，出痧为度。

（六）中药治疗

颈椎病在临床上表现多样，治疗方法复杂。对于该病治疗，不应受现代医学的病理束缚，应审病求因，根据中医学基础理论，辨证施治。

颈椎病本质为机体正气不足，肝肾亏虚。加之外邪乘虚而入，经脉气血阻滞。本病病程迁延难愈，《素问·痹论》曰："病久入深，荣卫之行涩，经络时疏，故不通。"叶天士《临证指南医案》也说："凡经主气，络主血，久病血瘀。""初为气结在经，久则血伤入络。"津血同源，为水谷精微所化生，在病理上又可相互影响，《金匮要略》指出"血不利则为水"，血脉不通，津液凝滞，聚而成痰。颈椎病病久耗伤正气，造成气之更亏。气运津无力，聚之成痰，由痰致瘀，痰结阻于脉道，血不畅而瘀，瘀久而痰愈凝滞，从而久病多以痰瘀互结。西医学认为，刺激颈部周围组织引起各种临床症状，不仅是因为机械压迫，更重要的是某种因素作用下产生的炎性介质，即中医学所谓的"痰瘀"。"百病皆由痰作祟"，此病一出，诸证蜂起。治疗上，可考虑在扶正益气、补益肝肾的基础上加以祛痰化瘀之法，使经脉畅通，气可得行，恶血可去而新血得生，收功更效。但不可过度攻伐，具体看患者整体情况，孰轻孰重，斟酌用药。

颈椎病的好发人群多为中老年人，"人过四十则阴气自半"，肾受五脏六腑之精而藏之，肾中精气不足则五脏之精匮乏，诸病叠出。在临证时，多重视局部与脏腑的关系，兼顾其余脏腑，辨证施治。如属脾虚者，多食少纳呆，便溏；属肾虚者，多脊骨疼痛，阳痿遗精，夜尿频多；属肺阴亏虚者，多皮肤干燥；属肝阴亏损者，多肌萎筋露，筋脉弛缓，四肢不举；属心虚者，多心悸，胸闷。

1. 内服药

风寒痹阻者，以痛为主，痛处不定，治以祛风散寒通络，方用桂枝附子汤、葛根汤加减。若有其他症状，如形寒肢冷、咳清稀痰涎，治以温阳通络，方可用小青龙或麻黄附子细辛汤加减；夹有湿者，以重着疼痛，肢体困重，治以祛风除湿，方可用羌活胜湿汤加减；气虚血瘀者，肌肉萎缩无力、舌紫暗瘀斑，治以益气活血，疏通经络，方用补阳还五汤加减；气虚下陷者，眩晕头痛、少气懒言，治以补中益气，方用补中益气加减；气血两虚者，神疲乏力，面色少华，治以益气养血，舒筋活络，方用归脾汤加味；肝阳上亢者，头痛眩晕，耳鸣眼花，治以平肝潜阳通络，方用天麻钩藤饮加减；气滞血瘀者，以刺痛为主，痛处固定，治以活血止痛，舒筋活络，方用活血止痛汤、活血定痛汤加减等。

2. 外用药

治宜活血止痛、消肿定痛。可选用舒筋活络药膏、活血散外敷，万花油外搽。亦可用热敷药，如吴茱萸 300g，黄酒 50mL，将药末加黄酒拌匀，入锅中炒热，装入布袋中。将炒热布袋稍凉后热敷颈部，冷后再炒再敷。每次 30 分钟，每日 2 次。

（七）运动疗法

以下运动方法可依次进行，适用于颈椎病症状基本改善者。症状急性期或脊髓进行性压迫者，应及时就医或在医生的指导下，正确运动。若在运动过程中突感不适，症状加重，应减慢频率、幅度，并及时就医。

1. 患者取坐位，颈部做前屈、后伸、左屈、右屈，继而颈部向左屈，左手从头右侧帮忙侧屈，颈部向右屈，右手从头左侧帮忙侧屈。以上动作交替缓慢进行，动作不可用力过猛，每一动作间隔 5 秒。重复 10 ～ 12 次。

2. 患者取坐位，将颈部环绕。头部从左向右缓慢转动，再从右向左缓慢转动。眩晕者慎用。

3. 患者取站立位，将两肘屈曲，双手十指交叉抱于后枕部，双腿打开同肩宽，头用力向后仰，双手同时给予头一定的阻力。重复 12 ～ 16 次。

4. 患者取站立位，两腿并立，两臂自然下垂，右肘屈曲，掌心向上，伸直肘，掌向上托起；左肘微屈，左手用力下按，头同时后仰，向上看天，左右交替，重复 6 ～ 8 次。

5. 患者取站立位，两腿分立与肩宽，双手叉腰，头颈前伸并转向右下方，双目向前下视。左右交替，重复 6 ～ 8 次。

6.患者取站立位，两腿分立与肩宽，双手叉腰，头颈放松，缓慢做大幅度环转运动，依顺时针和逆时针方向交替进行，各6～8次。眩晕者慎用。

对于慢性颈椎病患者，可在以上运动放松的基础上，加以强身健体的运动项目，如打太极拳、瑜伽、羽毛球等运动。

（八）膳食疗法

1.颈椎病患者以中老年多见，饮食宜清淡，易消化；忌食膏粱厚味，如油腻、味道厚重的食物应少吃。

2.中老年者多肝肾亏虚，宜服用些枸杞子、菊花滋肝明目，芝麻、桑椹、龙眼肉等补肾填精；忌辛辣刺激性食物、烟酒、浓茶。

3.视力模糊，迎风流泪者，宜多食用寓含钙、硒、锌的食物，如豆制品、动物的肝脏（痛风者禁用）、蛋、鱼、贝类、蘑菇等；忌食香燥、热性的食物，如羊肉、油炸类食物等。

4.大便不通畅者，多食用新鲜含有丰富纤维素的食物，如芹菜、笋、香蕉等。

5.伴有高血压者，应食用新鲜富含B族维生素、维生素C的蔬菜水果，如海带、瓜类、木耳等。胡萝卜、绿豆、芹菜、大蒜等皆有降压作用，可以适当多食用。同时控制盐和动物脂肪的摄入。

6.常用食疗方：猪脊髓煲莲藕。

原料：猪脊髓（连脊骨）500g，莲藕250g。制法：将脊髓洗净，莲藕洗净，切成块，一起放锅中，加水用文火煲2小时左右。用法：佐餐当菜食用，一般隔3天一次。

（九）预防与调护

颈椎病是一个病程较长的慢性疾病，易对人的生活和工作造成影响，预防颈椎病比治疗更为重要。定期改变颈部姿势，保持良好的坐姿，避免颈部单侧用力，有利于颈部保健和消除疲劳。长期伏案工作者，要时常起身开展颈部活动操。避免使用过高的枕头，保持良好睡姿，维持脊柱生理弯曲，使全身肌肉放松。若颈部突受外伤或有严重的不适反应，不要讳疾忌医，应及时就医。颈椎病的长期病程极易给患者带来生理与心理上的痛苦，医者应用科学的态度向患者解释，与患者良好沟通，对患者进行相应的心理疏导，同时正确指导患者开展功能锻炼，促进机体的恢复。

五、典型病案

林某，女，39 岁，以反复颈部疼痛不适 5 年余、再发加重 1 周为主诉，于 2018 年 6 月 21 日初诊。患者 5 年前劳累后出现颈部疼痛，呈酸痛感，旋颈时明显，无肢体乏力、麻木，无头晕头痛，无走路踩棉感，无胸闷，无心悸、胸痛，无腹痛、腹泻。在外院诊断为"颈椎病"，行推拿治疗后症状好转。后常在劳累后发作上述颈部疼痛不适，并不断加重。1 周前因劳累后上述症状复发并加重伴头晕，无一过性昏矇，无半身不遂，无言语不利，自行在家休息上述症状未见好转。现症见：患者神清，精神可，颈部疼痛，呈酸痛感，旋颈时明显，伴双手麻木，稍感乏力，无晨僵，无走路踩棉感，偶有头痛，无头晕，无胸闷、心悸，时有恶心、腹痛、腹胀，无呕吐。纳可，眠差，二便尚调。近期体重无明显减轻。舌淡，苔薄白，脉沉弦。辅助检查：颈椎 CT 示颈椎生理幅度变直，C4 ～ C5、C5 ～ C6 椎间盘膨出。

西医诊断：颈椎病。

中医诊断：项痹（气虚血瘀）。

治则：调神通络，益气活血。

内服方药：黄芪桂枝五物汤加减。黄芪 30g，桂枝 10g，当归 15g，白芍 15g，生姜 10g，桃仁 10g，红花 10g，葛根 15g，姜黄 10g，甘草 6g。5 剂。

用法：水煎服，日 1 剂，分两次服用。

针灸治疗：百会、大椎、风池（双）、颈百劳（双）、脾俞（双）、肾俞（双）。

电针疏波，针后颈部用温灸盒灸 30 分钟，每日 1 次。

穴位注射：针灸治疗结束后，颈百劳（双）以复方当归针 2mL 行穴位注射，每日 1 次。

二诊：2018 年 6 月 26 日。

患者颈部疼痛减轻，旋颈时明显，伴双手麻木，无头痛、恶心、呕吐。精神佳，纳可，眠差，二便尚调。舌暗红，苔薄白，脉弦。内服方药加党参以增强益气，针灸加颈部阿是穴缓解疼痛。

内服方药：黄芪桂枝五物汤加减。

黄芪 30g，桂枝 10g，当归 15g，白芍 15g，生姜 10g，桃仁 10g，红花 10g，党参 15g，姜黄 10g，甘草 6g。5 剂。

用法：水煎服，日 1 剂，分两次服用。

针灸治疗：百会、大椎、风池（双）、颈百劳（双）、脾俞（双）、肩井（双）。

电针疏波，针后颈部用温灸盒灸 30 分钟，每日 1 次。

穴位注射：针灸治疗结束后，颈百劳（双）以复方当归针 2mL 行穴位注射，每日 1 次。

三诊：2018 年 6 月 29 日。

患者未诉颈部疼痛，双手无麻木，无头痛、恶心、呕吐。精神佳，纳可，眠差，二便尚调。舌淡红，苔薄白，脉弦。患者痊愈，嘱加强颈部锻炼。

按：颈椎病，属于中医"痹病"范畴，痹病因体质差异、病因有别、治疗调摄是否得当等，而有不同的预后转归。其转归规律一般是风寒湿痹日久化热，转化为风湿热痹；风、寒、湿、热痹日久不愈，转为虚实夹杂的尪痹及痰瘀相结、气血亏虚证；久痹不已，内舍其合，转成五脏痹。一般病程短，全身状况好者，预后良好；痹病反复不已，全身状况差者，治疗较难；若关节变形，肌肉萎缩，或伴见心悸、浮肿等脏腑痹症状者，多预后不良。一针二灸三药，针药结合，内服外治，效果良好。

第二节　落枕

落枕又称失枕，多因睡眠姿势、枕头高度不当或感受风寒之邪等原因，造成颈部一侧肌肉、韧带和关节的劳损，引起晨起时出现肌肉痉挛、僵硬、疼痛及活动障碍为临床特征的疾患。本病表现为身虽起而颈尚留落于枕，而故称落枕。

本病好发于青壮年，长期伏案工作并长期保持同一姿势，或患有颈肩劳损者，更易患此病。本病多发于冬春季，但夏季炎热贪凉，久处空调房或颈肩部直受风导致患病亦多见。本病属中医学"落枕风""失枕"等范畴。

一、发病原因

中医学认为，落枕多由颈部外伤或慢性劳损而致颈筋受挫，气滞血瘀，不通则痛，或因素体肝肾、气血亏虚，筋骨松弛，筋骨失其濡养，加之夜间睡卧，颈肩外露，或贪凉久居空调房而感受风寒，寒性收引，气血凝滞，经脉闭阻，引起颈肩部疼痛。

二、相关临床解剖

颈椎周围肌肉大体可分为两大部分：颈前部肌群和颈后部肌群。颈椎周围肌肉构成颈椎动力平衡系统。

1. 颈前部肌群中舌骨上下肌群对颈椎的屈曲影响不大，颈前部肌群主要起到屈曲颈椎的作用。

2.颈后部肌群包括颈浅肌群和颈深肌群。颈浅肌群：颈阔肌、胸锁乳突肌；颈深肌群：颈部夹肌、最长肌、颈髂肋肌、颈半头棘肌。颈后部肌群主要起到后伸颈椎的作用。

（1）颈阔肌位于浅筋膜内，起自胸前上部的皮下组织，肌束斜向上内越过锁骨，有些肌束附着于下颌骨下缘，多数肌束则与面部的皮肌融合。颈部浅静脉位于肌的深面；皮神经穿过肌至其浅面。面神经的颈支越过下颌角降至其深面支配之。颈阔肌收缩时使颈皮肤呈现横皱纹，减少下颌和颈侧面之间的凹陷；帮助降下颌、下唇及口角。

（2）胸锁乳突肌位于颈部侧面，是重要的体表标志和分区标志，它将颈部分为前、后三角。肌起端有二头：①胸骨头以圆腱起自胸骨柄前面上份；②锁骨头扁而为肌性，起自锁骨上内侧1/3。两头合并，行向上后，止于颞骨乳突外侧面和上项线外侧半。

三、临床表现

落枕主要表现为起病突然，晨起时突感颈部疼痛不适，活动受限，不能自由旋转后顾，转头时常携上半身一起转动。颈项部肌肉痉挛疼痛，触之有条索状硬结，广泛压痛，斜方肌和大菱形肌、小菱形肌亦有压痛。

若感受风寒之邪，颈项强痛者，可有恶寒、畏风、发热、头痛、鼻塞等表证。此病病程短，可与其他疾病引起的项背痛鉴别，两三天即可缓解，多在一周后自行痊愈，若恢复不彻底，易于反复发作。反复的落枕给患者带来痛苦及不便，常是颈椎病的前兆，更需要预防和护理。X线检查一般无明显改变，由于颈项部肌肉痉挛，可出现头向一侧倾斜，X线片见颈椎侧弯、生理弯曲改变等。

四、中医的治疗与养护

（一）推拿疗法

推拿手法对落枕有独特、明显的治疗效果，可缓解患侧颈项肌肉痉挛，减轻疼痛，多数治疗一次就有明显改善。治疗以舒筋活血、温经通络、解痉止痛为法。

治疗手法宜用推、揉、㨰、点按、拿、弹拨颈肩部和相关部位，以患侧为主。局部选穴多取阿是穴、风池、风府、肩井、天宗、天柱等，远端足部可选取颈项神经反射区等。

手法操作时间不宜过长，每次治疗 20 分钟左右，局部手法刺激不宜过重，根据每个患者的耐受程度而施加刺激。远端手法刺激可适当加重。

（二）针灸疗法

在病变局部和邻近部位取穴，针刺阿是穴、风池、肩井、合谷，也可选取远端的外关、后溪、落枕等穴位，采取平补平泻法，可根据病人的耐受程度，加强刺激。

风寒痹阻、头痛身热者，可加悬灸或温针灸，配肩髃、风门、风府等。

肝肾不足、气血亏虚者，可配肝俞、肾俞、阳陵泉、关元、足三里等，灸法尤为适合。

也可在疼痛部位找到最疼、最敏感的点（即阿是穴），大椎，后溪，落枕，配风门、风池、颈夹脊穴、外关等，穴位常规消毒后，用三棱针在所选择穴位及其附近点刺出血，并在大椎、阿是穴行拔火罐，拔出瘀血为佳。

（三）拔罐疗法

在患处疼痛部位施用走罐的方法，走罐前先在皮肤表面涂上红花油，走罐以皮肤红晕为度，之后在大椎、风池、风府、肩外俞等局部选穴，留罐 10～15 分钟。起罐后可配合艾条温灸所选穴位 10～15 分钟，隔日一次，直至痊愈。

（四）刮痧疗法

穴位选取阿是穴、大椎、天柱、肩外俞、悬钟、落枕、后溪等。操作：在需要刮痧的部位涂上刮痧油，先刮颈后大椎穴及其周围，由上至下，用力轻柔，以患者和施术者的感觉为度，后刮拭两侧天柱、肩外俞穴及其周围。之后可用刮痧板棱角，刮拭四肢的落枕、后溪、悬钟等穴，力度可加重，以出痧为度。

（五）中药治疗

1. 内服药　风寒型多因睡眠露肩而感风寒，颈背僵痛，伴有发热、鼻塞、流涕等表证。治以疏风散寒，舒筋活络。无汗者用葛根汤，有汗者用瓜蒌桂枝汤，兼有湿邪用羌活胜湿汤。

瘀滞型多有突然扭转或搬抬重物经历，颈项疼痛，活动受限，局部有明显压痛点，伴有唇舌紫暗。治以活血通络，舒筋止痛。可用和营止痛汤、活血舒筋汤。

2. 外用药　葛根 100g，白芍 50g，甘草 20g，用纱布包好。武火煎煮约 30 分钟后取出。待温度降至适宜后趁热将药包外敷于疼痛部。每次 30 分钟。每日 1 次。

（六）运动疗法

1. 取坐位，左右摇头，双上肢自然下垂，左右交替摆动 20 次。

2. 取坐位，挺起胸部，低头、仰头。低头低至下颌骨挨及胸部，然后向后仰头，中间间隔 3 秒，交替进行 20 次

3. 取坐位，双手搓热后，用两手掌按摩颈部前后、左右，直至皮肤发

热红晕为度。此法可改善局部血液循环，缓解疼痛。

以上方法每日 2 次，一般 1～2 天后症状可缓解或消失。

（七）膳食疗法

落枕患者可食用一些散寒祛湿、活血理气的食品，如韭菜、生姜、山楂、辣椒、胡椒、鸡肉等。也可食用补肾强筋的食品，如羊肉、虾、猪腰、狗肉、牛肉、核桃、板栗等。还可少量饮用低度酒、黄酒。

1. 鸡血藤酒

原料：鸡血藤 60g，白酒 500mL，冰糖 60g。制法：将鸡血藤、冰糖浸入白酒中，泡 7 天后即可。用法：每次 20mL，日服 2 次。

2. 猪尾九里香汤

原料：猪尾骨 1 具，九里香根 30g，木瓜 10g。制法：将九里香、木瓜洗净切碎，猪尾骨洗净，加清水适量及少许黄酒。文火共煮，食盐调味。用法：饮汤。每日 1 次。

（八）预防与调护

注意枕头的高度和睡眠的姿势要合理。选取枕头应高度适当，最好中间部分有凹型，托住颈部，以免滑落。平日注意颈肩部的保暖，夜间睡眠时，不要睡卧在风口处，防止颈肩受凉而诱发颈部肌肉痉挛而落枕。伏案工作时间不宜太长，应间隔时间起身抬头活动颈部，防治颈部肌肉的慢性劳损。积极进行适当的体育锻炼，增强体质，在正确指导下进行颈部的前屈、后伸、左右侧弯、左右旋转等功能锻炼。

五、典型病案

王某，男，43 岁，以颈部疼痛、活动受限 1 天为主诉，于 2018 年 7 月 20 日初诊。患者晨起时突感颈部疼痛不适，右转颈活动受限，不能自由旋转后顾，转头时常携上半身一起转动。无一过性昏瞢，无半身不遂，无言语不利，无头晕，无胸闷、心悸，时有恶心、腹痛、腹胀，无呕吐。纳可，眠差，二便尚调。斜方肌和大菱形肌、小菱形肌，触之有条索状硬结，广泛压痛。舌淡红，苔薄白，脉沉弦。颈部 CT：未见明显异常。

西医诊断：落枕。

中医诊断：落枕（寒瘀阻络）。

治则：温阳散寒，活血止痛。

内服方药：葛根汤加减。葛根 30g，桂枝 10g，麻黄 10g，白芍 15g，杏仁 10g，桃仁 10g，红花 10g，羌活 15g，延胡索 10g，甘草 6g。3 剂。

用法：水煎服，日 1 剂，分两次服用。

针灸治疗：百会、大椎、风池（右）、颈百劳（右）、肩井（右）、阿是穴。电针疏波，20 分钟。

刺血拔罐：针灸治疗结束后，大椎、曲垣、肩井，刺血拔罐，留罐 10 分钟。

二诊：2018 年 7 月 22 日。

患者诉经过一次治疗，内服中药，颈部已无疼痛，活动自如。精神佳，纳可，眠差，二便尚调。舌淡红，苔薄白，脉平。患者痊愈，嘱避寒保暖，加强颈部锻炼。

按：落枕病因较多，临床常见于慢性劳损而致颈筋受挫，外感受风寒，寒性收引，气血凝滞，经脉闭阻，引起颈肩部疼痛。葛根汤内服，散寒解表。针灸腧穴，疏通经络。刺血拔罐，活血化瘀止痛。三者作为落枕临床治疗的重要组合方案，收到奇效。

第三节　肩周炎

肩关节周围炎是肩关节囊及周围肌肉、肌腱、韧带、滑液囊等软组织的慢性非特异性炎症，简称为肩周炎。本病的发生是在肩关节及其周围软组织的慢性退行性病变上，受到轻微的外伤、慢性劳损、风寒湿侵袭等病因，未能及时进行治疗和功能锻炼，肩关节活动减少，发于肩部软组织的充血水肿，炎性渗出而形成瘢痕，造成关节处和软组织的广泛性粘连，肩部酸痛疼痛及关节活动受限、强硬的临床综合征。

本病属于中医学"肩痹""肩凝"等范畴，多发于 50 岁左右的患者，女性多见于男性，根据年龄和临床表现，故又称"五十肩""冻结肩"等。本病起病缓慢，病程缠绵，给患者带来痛苦与不便，应注意及时治疗和日常养护。

一、发病原因

中医学认为，五旬之人肝肾渐衰，肝藏血，主筋，肾藏精，主骨。气血亏损，皮肉筋骨失其濡养，久之筋脉挛缩，萎缩粘连；或素体虚弱，久病不愈耗损肝肾，或情志不调，气机不畅，气滞血瘀，加之肩部过度劳损，夹受外伤或遇风寒湿邪，易致肩部经脉气血停滞，筋骨不荣，寒滞经脉而诸症皆起。

二、相关临床解剖

肩关节由 6 个关节组成，分别为肩肱关节、盂肱关节、肩锁关节、胸锁关节、喙锁关节、肩胛胸壁间关节。肩关节可以完成 7 种动作：屈、伸、外展、内收、外旋、内旋、环转。

1.屈　肩关节冠状轴前方跨过的肌肉具有屈肩关节的作用，重要的肌肉有喙肱肌、三角肌前部纤维、胸大肌锁骨部和肱二头肌短头。前屈的运动范围约 70°。

2.伸　从肩关节冠状轴后方跨过的肌肉具有伸的作用，主要的肌肉有背阔肌、三角肌后部纤维和肱三头肌长头。后伸时，由于受到关节囊前臂及肱骨头与喙突相接触的限制，故运动范围小于屈的范围，约为 60°。

3. 内收　从贯肱骨头的矢状轴下方跨过的肌肉能使肩关节内收，主要的肌肉有胸大肌、背阔肌和肩胛下肌。内收时，由于肱骨头滑向关节窝的上方而受到躯干的阻碍，其运动范围很小，约为20°。

4. 外展　从矢状轴上方跨过的肌肉，可使肩关节外展，主要的外展肌有三角肌（中部纤维）和冈上肌，当肩关节旋外时，肱二头肌长头也参与外展。肩关节外展时肱骨头滑向关节窝的下方，所以运动范围较大，约为90°。

5. 旋内　沿贯穿于肱骨头中心与肱骨小头中心之间的垂直轴，上臂可做旋内和旋外运动。凡由内（起点）向外（止点）从垂直轴前方跨过的肌肉具有旋内作用。旋内的肌肉有背阔肌、胸大肌、肩胛下肌和三角肌前部纤维。旋内时，肱骨头在关节盂内向后滑动，肱骨大结节和肱骨体向前方转动。

6. 旋外　从垂直轴后方跨过的肌肉有旋外作用。旋外的肌肉有冈下肌和小圆肌。旋外时，肱骨头在关节盂内向前滑动，肱骨大结节和肱骨体向后方转动。当上肢垂直时，旋转运动的范围最大，可达120°。

7. 环转　三角肌（三个束）、胸大肌、斜方肌、大菱形肌、小菱形肌、前锯肌、背阔肌、大圆肌、小圆肌参与环转运动。

三、临床表现

本病以肩周剧烈疼痛，关节活动障碍或僵硬为主。早期以疼痛多见，疼痛性质可为钝痛、刀割样痛，夜间加重致痛甚难眠，可有前臂或手、颈、背部放射痛。后期以关节功能活动障碍、疼痛稍减多见，肩关节有不同程度的僵直，各方向活动受限，以外展、后伸、外旋受限最为明显。如梳头、洗脸、挠背等日常行为的受限。病情迁延日久，肌肉失养，出现肩部肌肉萎缩。根据不同的病理过程，可分为急性期、粘连期和缓解期。

检查时局部压痛点在肩峰下滑囊、肱二头肌长头肌腱、喙突、冈上肌附着处。X线检查无异常改变，但可排除骨与关节的其他疾病。

四、中医的治疗与养护

（一）推拿疗法

肩周炎病程缠延，有自愈性，但随着病程的迁延，关节功能恢复不全。应早期积极治疗，缩短病程，减轻患者疼痛，最终达到功能活动的恢复。此病应分期治疗，动静结合。急性期以疼痛为主，此期不宜过早进行推拿和功能活动，以免刺激炎症反应，加重组织粘连。慢性期疼痛减轻，可适当施加推拿手法，主动进行一定的功能锻炼。

1. 治疗原则

舒筋活血，通络止痛，松解粘连，滑利关节。

2. 治疗手法

（1）拨揉按压肩臂法：患者取坐位（体虚者可采取卧位）。术者位于患者伤部，用单手或双手拇指拨，多指捏拿上臂肱二头肌、三角肌、肱三头肌之硬结数分钟，继之，用单手拇指缓慢用力按揉上臂痛点各 15 秒，或以得气为度。

（2）按揉相关腧穴法：患者体位同上。术者立于伤侧，用双手拇指相对用力按揉中府与天宗、肩贞与肩内俞各半分钟，拇指由轻渐重，缓慢用力按揉肩中俞、肩外俞、秉风、巨骨、肩髃、缺盆各半分钟，中指拨极泉，拇指拨臂臑或按揉臂臑，均以得气感为度。此手法有较好的通络止痛效果。

（3）被动运动肩部法：此步手法主要是被动屈伸、收展、提拉、摇转活动肩关节的一组手法。应在临床运用时根据患者肩关节不同方向、不同程度的活动障碍，灵活选择手法应用。

每次治疗不宜超过 30 分钟，每日或隔日 1 次，手法刺激量因患者的承受力不同而斟定。

（二）针灸疗法

在临床上，可根据患者的不同症状，酌情选穴。取穴方法以局部和远端取穴、辨证取穴为主，可配以特定穴（如俞穴和筋会、骨会穴等）和经外奇穴（如肩痛、颈夹脊穴等）。

局部取阿是穴，也可取肩三针透刺法。远端取条口透承山或合谷透后溪。

辨证取穴，如风寒湿痹者，还可施以火针、红外线灯照射，加用灸法或温针灸。

病程较长，组织粘连严重，后期活动障碍者，可适当选用针刀疗法。

（三）拔罐疗法

拔罐疗法可选用火罐或者气罐，在肩井、肩髃、肩贞、臂臑、曲池等穴留罐 10 分钟，每日 1 次，每次选两个穴位，交替使用，5 日为 1 个疗程。

（四）穴位注射

穴位注射治疗肩周炎效果显著，与其余治疗方法相比，镇痛效果好，易于操作，痛苦少，见效快，可配合中药、推拿、针灸等方法疗，提高治疗效果。

根据病症选取肩部的主要穴位，包括阿是穴、肩井、肩贞、肩前、肩髃等，配穴可取肝俞、肾俞、足三里、膈俞等。临床上按照患者的具体情况，斟酌取穴。

操作：根据取穴多少选用 5mL、10mL、20mL 无菌注射器抽吸药液，药液有当归注射液、复方丹参注射液、黄芪注射液等。药液吸满后换用已经消毒好的 5 号针头，根据病情辨证选取上述相应穴位 2～4 个，局部用碘伏棉球常规消毒后，采用无痛快速进针法刺入皮下组织，然后缓慢深入。必要时可以采用提插及捻转手法以加强针感，待局部出现酸、胀、重等针刺感应后，回抽无血，再将药液推入穴位，每个穴位 2 ～ 5mL。推药速度可根据情况适度掌握：老年人及有高血压、心脏病及特异敏感性体质的人推药要缓慢；体质好且病史较长，局部感应性差的人可快速推入以加强刺激。

（五）刮痧疗法

治疗肩周炎常选用的经络有手臂外侧的肺经、大肠经。每周可刮 1 ～ 2 次。

（六）中药治疗

1. 内服药 肩周炎主要以风寒湿瘀滞和气血虚弱型为多见。治疗多以祛风散寒化湿、温经通络、活血化瘀止痛为法；素体虚弱，气血不足者，以祛邪、补虚为主。

（1）风寒湿瘀滞型：究其根本原因外因为"邪之所凑，其气必虚"，气血不足，脉络不畅，加之风寒湿三气杂至，邪气郁滞，经脉不通，单用祛风散寒胜湿之药恐难速效，须重用黄芪、党参、当归、桂枝等益气活血，鼓动气血，通经活络，宣通瘀痹。其方可用三痹汤、羌活胜湿汤加减等。

（2）气血虚弱型：《黄帝内经》云"宗筋主束骨而利机关也"。肝藏血，主筋，肾藏精，主骨，肌肉酸楚疼痛，关节活动受限，可在健脾和胃、益气养血的基础上，加补益肝肾、舒筋活络之品，如杜仲、枸杞、桑寄生、伸筋草、鸡血藤等中药，或搭配六味地黄丸等中成药。

本病病程可达数月至数年，病情日久，耗伤气血，叶天士创"久病入络"学说，指出"凡年累月，外邪留着，气血皆伤，其化为败瘀凝痰"。其本质为痰瘀互结于脉络，进一步使病情缠绵，可在上方基础上，活血与祛痰并用，使得瘀血得通，凝痰得化，脉络通畅。

2. 外用药 伸筋草 30g，野生姜 30g，透骨草 15g，当归 25g。水煎煮，热敷患肩，每次不少于 20 分钟，每日 2 ～ 3 次。10 ～ 15 天为 1 个疗程。

（七）运动疗法

功能锻炼对治疗肩周炎有着举重若轻的作用。应鼓励患者早期积极活动肩关节，做适当、大幅度的运动，防止肩关节粘连。如可配合爬墙锻炼，具体方法：患者面对墙壁，掌心朝向墙壁，沿着墙壁缓慢向上爬动，使手臂尽量伸直，至有痛感难以忍受为止，反复进行，每次 20 ～ 30 遍。或进行交替拍肩，具体方法：站立，两脚分开与肩同宽，一手向对侧肩部拍打，另一手向同侧背部后伸，然后交替，每次拍打 30 ～ 40 下。

（八）膳食疗法

多吃具有理气、活血、通络作用的食品和强筋壮骨的食品，如玉米、山楂、丝瓜、芝麻、羊肉、猪腰、韭菜、虾、核桃、黑芝麻等。饮食宜食温，勿贪凉。可少量饮低度酒或黄酒。

1. 五加皮药酒

五加皮 150g，当归 150g，肉桂 150g，牛膝 100g，防己 100g，白术（炒）100g，陈皮 100g，姜黄 10g，独活 75g，栀子 75g，白芷 50g，白糖 1500g，50 度白酒 1500mL。用法：温服。每次 10 ～ 15mL，每日 2 ～ 3 次。

2. 桂枝羊肉汤

羊肉 90g，桂枝 9g，粉葛 30g，生姜、大枣各适量。制法：将羊肉洗净，去脂油，切块。桂枝、葛根、生姜、大枣（去核）洗净。把全部用料齐放入砂锅内，加清水适量，文火煮 2 小时，至羊肉酥烂为度，调味即可食用。

3. 桃仁粥

原料：桃仁 10g，粳米 50g，清水 500mL。将桃仁洗净，粳米淘净，置入锅中，加清水，武火煮开 5 分钟，文火煮 20 分钟。用法：分次服食。

（九）预防与调护

患者要在平时工作和生活中，注意天气的凉暖变化，注重肩部的保暖，尤其是夜间睡眠时更加重要，不要夜睡当风。在日常生活中，多进行一些体育锻炼，如上举、外展、背伸运动。锻炼须耐心坚持，运动时间不可过长，否则有害无利，可在医师的指导下进行正确的功能锻炼。

五、典型病案

牛某，男，53岁，以右肩部疼痛1个月为主诉于2017年9月19日初诊。患者1个月前因受凉后，右肩部出现部疼痛，活动受限，在外院诊断为肩周炎，予口服布洛芬缓释胶囊，疼痛缓解，停药后复发并加重，遂来诊。现症见：右肩部疼痛，呈刺痛，夜晚及遇寒加重，因疼痛睡眠差，上举、内收、后伸活动受限。无头晕，无胸闷、心悸，无半身不遂，无言语不利，无恶心呕吐、腹痛、腹胀。纳可，二便尚调。三角肌、冈上肌、冈下肌、大圆肌、小圆肌，广泛压痛。舌淡红，苔白，脉沉弦。肩部CT：未见明显异常。

西医诊断：肩周炎。

中医诊断：肩凝风（寒瘀阻络）。

治则：散寒通络，活血止痛。

温针灸治疗：大椎、肩髃（右）、肩髎（右）、肩前（右）、肩后（右）、天宗（右）、曲池（右）、合谷（右）。平补平泻，留针30分钟。每日1次，共5次。

刺血拔罐：针灸治疗结束后，大椎、肩髃（右）、肩髎（右）、天宗（右）刺血拔罐，留罐10分钟。

穴位注射：复方当归2mL，取穴肩髃（右）、肩髎（右）每日1次。

功能锻炼：肩关节屈、伸、外展、内收、外旋、内旋、环转运动，每日早晚各1次。嘱避寒保暖。

二诊：2019 年 9 月 24 日。

患者诉经过 5 次治疗，右肩部疼痛明显好转，夜晚疼痛减轻，睡眠改善，肩部活动范围受限有所恢复。精神佳，纳可，二便尚调。舌淡红，苔薄白，脉沉。温针灸加用阿是穴，余治疗方法同前，5 次，每日 1 次。

三诊：2019 年 9 月 30 日。

经过 10 次一疗程的治疗，右肩部疼痛明显好转，夜晚无疼痛，睡眠佳，肩部活动范围受限基本恢复。精神佳，纳可，二便尚调。舌淡红，苔薄白，脉平。嘱患者继续运动锻炼，避寒保暖，自行调养，不适随诊。

按：肩周炎与体虚受寒有密切关系。中医学认为五旬之人年老体弱，肝肾渐衰，肝藏血，主筋，肾藏精，主骨。气血亏损，皮肉筋骨失其濡养，遇寒湿邪，易致肩部经脉气血停滞，筋骨不荣、寒滞经脉而诸证皆起。陷下者灸之，温针灸可温阳补虚，疏通经络，符合肩周炎病机。复方当归穴位注射，加强活血通络止痛功效。刺血拔罐，祛除瘀血，《灵枢·九针十二原》："凡用针者，虚则实之，满则泄之，宛陈则除之。"功能锻炼对治疗肩周炎、恢复肩关节功能，也有着举重若轻的作用。多种组合治疗方案，收到良效。

第四节　肱骨外上髁炎

肱骨外上髁炎又称肱桡关节滑囊炎、肱骨外髁骨膜炎，也称网球肘，是因急性损伤或慢性累积性劳损，以致腕伸肌腱附着处受到反复牵拉刺激，造成肌腱附着处的撕裂、慢性炎症，或局部滑膜的增厚、滑膜炎等的改变，导致肘关节外上髁部的局限性疼痛，影响前臂伸腕和旋转功能的慢性劳损性疾病。

本病多发于青壮年，亦多见于常做肘部旋转和伸腕者，如木工、厨师或网球运动员等。

本病属于中医学"伤筋""筋痹""痹证"等范畴。

一、发病原因

中医学认为，本病的发生多为突受外伤或长期的慢性持续性劳损，而致局部筋膜劳损，或感受风寒湿热邪的侵袭，损伤局部筋络，气血不和，瘀血阻络，不通则痛。素体体虚或劳伤气血，肝肾不足，气血亏虚，筋脉失其荣养，不荣则痛。

二、相关临床解剖

（一）肌肉前臂肌前群

浅层：从桡侧到尺侧依次为肱桡肌、旋前圆肌、桡侧腕屈肌、掌长肌及尺侧腕屈肌；中层：只有指浅屈肌；深层：桡侧为拇长屈肌，尺侧为指深屈肌，两肌远侧深面为旋前方肌。旋前圆肌：两头分别起自肱骨内上髁与尺骨冠突，二者之间有正中神经穿过，尺头的深面有尺动脉穿过。肌纤维斜向下外，止于桡骨中 1/3 的外面及后面，此处近端有旋后肌附着，远端有旋前方肌附着。当桡骨骨折时，骨折线在旋前圆肌止点以上或以下，其错位结果不同。掌长肌：肌腹很短，肌腱细长，可屈腕并紧张掌腱膜。临床上可取其腱作肌腱移植用。

（二）桡神经浅支

桡神经浅支是桡神经干的直接延续，沿肱桡肌深面下行于桡动脉外侧；在前臂近侧 1/3，两者相距较远，中 1/3 二者相伴行，远侧 1/3 又分开；经肱桡肌腱深面，转至前臂后区，分布于腕及手背桡侧半皮肤，以及桡侧两个半指近节指骨背侧皮肤。

三、临床表现

本病以右侧多见，表现为肘关节外侧酸痛，手部感到无力，用力做前臂伸腕和旋转动作，如扭毛巾时加剧，并伴有活动受限，持物落地。肱骨外上髁及肱桡关节间隙有明显的压痛点。伸肌腱牵拉试验（即 Mill 征）阳性。X 线无异常改变。

四、中医的治疗与养护

（一）推拿疗法

患者取坐位或仰卧位，以力度适宜的㨰法或四指推，沿肘部向前臂内侧，往返 3～5 次，继而着重用四指推治疗肘部，点揉曲池、手三里、合谷，沿着腕伸肌群施用揉法，以透热为度，最后抖、搓上肢。

患者取坐位或仰卧位，术者一手托住肘部，一手握住腕部，做轻度的前臂旋转和屈伸运动，同时在肘部痛点施加弹拨和按揉。

（二）针灸疗法

针刺选穴局部以阿是穴、曲池、尺泽、手三里、上廉、下廉、合谷等穴，可常规针刺或配合以悬灸、温针灸或红外照射，对风寒湿痹者和气血亏虚者尤为合适。

（三）拔罐疗法

拔罐治疗以风寒湿痹型和气滞血瘀型为主。风寒湿痹型以阿是穴、曲池、手三里、外关、尺泽等穴为主，操作：可配合针刺后拔罐，先以毫针刺入，得气后，留针 10 分钟。出针后，再施以拔罐，留罐 10 分钟。起罐后，可加温和灸 10 分钟。以皮肤红晕、患者感觉适宜为度，隔日 1 次。

气滞血瘀型以阿是穴、膈俞、曲池、手三里、尺泽、孔最等穴为主，操作：叩刺、走罐法。先用梅花针在最为疼痛部位轻叩，以皮肤发红或微微出血为度。血止后，拔罐，留罐 10 分钟，隔日 1 次。

气滞血瘀型可在肘关节局部瘀络点刺放血。操作：皮肤局部消毒后，用三棱针以肱骨外上髁为中心，半径 1cm 左右，浅刺（刺破表皮稍有出血）后，立即用火罐吸住，5 ～ 10 分钟，以局部拔出瘀血，皮肤出现暗紫色瘀血为度。每隔 3 天治疗 1 次。

（四）刮痧疗法

取穴：患侧肘髎至曲池、尺泽，或消泺至天井、外关、小海、后溪。治法：术者手持刮板，用刮板 1/3 的边缘接触皮肤，向刮拭方向倾斜 30°～ 60°，沿上述穴位由轻到重（以患者可耐受为度）、自上而下顺肌肉纹理，朝一个方向缓慢刮拭皮肤表面，使其逐渐充血，直到出现红色斑点或斑块。1 次刮拭开始至结束，力量要均匀一致，每条经络或穴位依病情轻重刮拭 20 ～ 30 次。第 1 次刮痧完毕，出痧部位应待痧消退后方可进行第 2 次治疗，4 次为 1 个疗程。

（五）穴位注射疗法

穴位注射可选用当归注射液 2mL 在痛点治疗。

（六）中药治疗

1. 内服药

治疗本病应辨证用药，分期论治，不可一味攻伐，伤及正气，也不宜妄投补剂，闭门留寇。应在发病期（气滞血瘀期），病邪侵袭或突受外伤，以邪胜正不虚，一鼓作气，攻邪为主，先补后攻，使邪气得以出路。特别在急性期，炎症反应明显，患处红肿疼痛，不宜过早投补气血之品，此证多属风湿热毒留于筋膜之间，治以清热滋阴、祛风通络。在本病后期（气血亏虚或肝肾不足），患处红肿热痛消退后，治以调和气血、滋养肝肾为法。

急性期：风寒湿痹，可选用防己木瓜汤、羌活胜湿汤加减；风湿热痹者，白虎加桂枝汤、四妙散加减；突受外伤者，可选用活血汤、舒筋汤加减。后期气血亏少，肝肾不足者，可选补益气血、滋养肝肾的方剂（如补中益气汤、六味地黄丸等）和中药（如黄精、续断、黄芪等），随证加减。

2. 外用药

可外敷消炎定痛膏或用海桐皮汤熏洗患处。

（七）运动疗法

伸展运动：每日至少做两次肘关节的伸展运动，每个伸展动作以持续15 ～ 30 秒为原则。操作：患肢做握拳、屈肘、旋前等动作。可防止肘关节僵硬与周围组织粘连。

（八）膳食食疗

多吃富含微量元素的食物。如动物肝脏、海产品、黄豆、蘑菇等。多食新鲜蔬菜和水果，少食腌制品，油腻、煎炸食品。

忌烟、酒及辛辣刺激食物。茶尽量少喝，特别是浓茶，因含鞣酸过多，影响钙、铁和蛋白的吸收。

1. 川牛膝羊肉汤

羊肉 90g，川牛膝 12g，当归 9g，玉竹 15g，枸杞 12g，生姜少许。制法：把全部用料洗净，放入瓦锅内，加清水适度，文火煮 2 ～ 3 小时，至羊肉酥烂为度，调味即可。

2. 活络祛寒茶

生黄芪 15g，当归、丹参、生乳香、生没药各 12g，桂枝 6g，生白芍、生姜各 9g。制法：将上述中药共研细末拌匀，每次取药末 60g，放入保温瓶中，冲入沸开水，焖 30 分钟即可饮用。用法：分数次饮完，每日1 剂。

3. 苡仁粥

薏苡仁 150g，薄荷 15g，荆芥 15g，葱白 15g，豆豉 50g。制法：将薄荷、荆芥、葱白、豆豉择洗干净后，放入干净的锅内，注入清水约 1500mL，烧开后用文火煎约 10 分钟，滤取原汁盛于碗内，倒去药渣，将锅洗净。薏苡仁洗净后倒入锅内，注入药汁，置火上煮至薏苡仁开裂、酥烂即可。食用时可略加食盐调味。用法：空腹时食。

（九）预防与调护

本病多以手法治疗为主，治疗期间尽量避免做旋拧动作，同时每日应积极进行握拳、屈肘、旋前和用力伸直出拳运动，尤其是治疗后期坚持此法功能锻炼，达到防治的双重效果。

五、典型病案

李某，男，49 岁，以右肘部疼痛 2 周为主诉于 2018 年 10 月 15 日初诊。患者爱好钓鱼运动，1 个月前运动后右肘出现疼痛，前臂用力后疼痛加重，在外院诊断为肱骨外上髁炎，予中药内服，推拿外治，疼痛缓解不明显，遂来我科。现症见：右肘部疼痛，呈酸痛，前臂用力后疼痛加重，不能拧毛巾，不能提重物，无放射痛。无胸闷、心悸，无头晕，无半身不遂，无言语不利，无恶心呕吐、腹痛、腹泻。饮食一般，二便尚可。右肱骨外上髁压痛，密耳试验阳性。右肘部 CT：未见明显异常。舌暗红，苔白腻，脉弦滑。

西医诊断：肱骨外上髁炎。

中医诊断：痹证（气滞血瘀夹湿）。

治则：行气活血，祛湿止痛。

针灸治疗：肘髎（右）、阿是穴、曲池（右）、合谷（右）。阿是穴齐刺，温针灸；其余穴位直刺，平补平泻。电针 20 分钟。每日 1 次，共 5 次。

穴位注射：复方当归 2mL，取穴肘髎（右）、曲池（右），每日 1 次。

中药外洗：活血汤。当归、赤芍、桃仁、牡丹皮、延胡索、乌药、香附子、枳壳、红花、川芎、甘草各10g。10剂。水煎外用，熏洗患处及前臂。每日1剂。

嘱注意休息，避免劳累患处。

二诊：2019年10月24日。

患者诉经过5次治疗后，右肘部疼痛明显好转，拧毛巾有所改善，可稍提重物，右肱骨外上髁压痛减轻，密耳试验阳性。精神佳，纳可，二便尚调。舌暗红，苔白，脉弦。温针灸加用曲池、肘髎，加强行气活血功效，余治疗方法同前，5次，每日1次。

三诊：2019年10月30日。

经过10次一疗程治疗，右肘部无疼痛，可拧毛巾，右肱骨外上髁压无明显压痛，密耳试验阴性。精神佳，纳可，二便尚调。舌淡红，苔薄白，脉弦。嘱患者继续休息，避寒保暖，自行调养，不适随诊。

按：本病多见长期的慢性持续性劳损，而致局部筋膜劳损，损伤局部筋络，气血不和，瘀血阻络，不通则痛。电针选用疏密波，刺激穴位，增强针刺效果，有较好的镇静止痛作用。休息制动，对于劳损型肱骨外上髁炎，非常重要，可防止继续损伤，促进肌肉修复。《素问·异法方宜论》指出："故圣人杂合以治，各得其所宜，故治所以异而病皆愈者，得病之情，知治之大体也。"多种治疗方案合用，符合《黄帝内经》理念，遵从古训，收到良效。

第五节 桡骨茎突狭窄性腱鞘炎

桡骨茎突狭窄性腱鞘炎是指由于长期慢性劳力损伤而引起拇长展肌腱和拇短伸肌腱的共同腱鞘发生无菌性炎症。该病在拇指过度进行对掌和伸屈运动时易发生，多见于中年人，以女性多见。

一、发病原因

本病多由于长期累积性劳损引起。从解剖特点来说，拇短伸肌起于桡骨背面，途经桡骨茎突，止于拇指近节指骨底，主要参与伸拇掌关节运动；拇长展肌腱起于尺骨背面，途经桡骨茎突，止于第1掌骨底外侧，主要参与拇指外展运动。两者位置相邻，其肌腱在共同的腱鞘中运动，当长期进行腕部活动时，肌腱相互来回摩擦，加之位于茎突之上其磨损更重，即可发生肌腱的损伤性炎症。本病以纤维管的充血、水肿，鞘壁纤维化，肌腱增粗为特点，其狭窄性的定义来自于此。炎症迁延越久，其纤维化的特点越突出，狭窄越严重，越难恢复。

筋靠血的濡养发挥其作用，体质虚弱、血虚的人群往往更易发生此病。

二、相关临床解剖

拇长展肌起自桡骨、尺骨的背面和前臂骨间膜，走行于桡侧腕伸肌、指伸肌的深面和拇短伸肌的上方，在伸肌支持带深层，拇长展肌腱与拇短伸肌腱走行于同一个纤维鞘中，随后拇长展肌腱向下止于第1掌骨底。其作用为伸拇指。

拇短伸肌与拇长展肌腱同时位于桡骨茎突处之桡骨沟内，为骨纤维性隧道。拇短伸肌腱位于拇长展肌腱尺侧，起自桡、尺骨和骨间膜背面，止于拇指近节指骨底的肌肉。其作用为伸拇指。

三、临床表现

桡骨茎突狭窄性腱鞘炎的主要表现是凡涉及拇指的伸展运动，腕部桡侧都会产生疼痛及无法用力。按压桡骨茎突及第1掌骨底外侧有压痛。迁延日久时，可以在桡骨茎突触及隆起的结节（过度纤维增生引起的现象）。部分患者有外在的红、肿、痛表现及手部放射性疼痛。可进行握拳试验（尺偏试验）检查：嘱患者拇指内收，然后屈曲其余四指，在紧握拳后向尺侧倾斜，若桡骨茎突部发生疼痛即为阳性。

四、中医的治疗与养护

（一）推拿疗法

1. 推揉揉擦腕臂法　患者取坐位，术者于伤侧一手握伤肢腕部掌面固定，另一手用大鱼际自下而上推揉背面桡侧几十次，随后用小鱼际揉、拇指适度按揉桡侧中下段 5 分钟，最后用大鱼际擦纤维管上下，以透热为度。本法有活血化瘀、松筋消炎作用。

2. 拔伸屈腕拨理法　患者取坐位，术者于伤侧一手与手掌相合握住拇指，另一手拇指按压于桡骨茎突上方，其余四指固定前臂中下段尺侧，两手同时用力向相反的方向做拔伸运动，持续 15 秒，之后再拔伸屈腕时，用拇指拨桡骨茎突端数遍，再用拇指沿着该腱鞘的走行方向进行推理。本法有疏通狭窄、恢复肌腱滑动的作用。

3. 揉拨按压腧穴法　患者取坐位，术者于伤侧一手托握伤肢固定，另一手拇指自上而下揉拨手阳明大肠经几遍，之后，用拇指按揉曲池、列缺、手三里、阳溪、合谷各 15 秒。本法有舒筋活络止痛的作用。

（二）针灸疗法

取阳溪穴为主，配合谷、曲池、手三里、列缺、外关等，得气后留针 15 分钟，隔日 1 次。

针刀疗法：针刀刀口与桡动脉平行，在鞘内纵行疏剥，病情严重者，亦可刺穿腱鞘，用刀口将腱鞘从骨面上分离。注意勿伤及桡动脉和神经支。

（三）中药治疗

1. 内服药

（1）气滞血瘀型：此型多见于早期，有急性损伤史。局部肿痛，稍有灼痛感，筋粗。舌淡，苔薄，脉弦或涩。治宜活血行气止痛，方用活血止痛汤加减。

（2）阳虚寒凝型：多见于后期，有慢性劳损史。局部轻度肿胀疼痛，劳累后加重，筋粗，喜按揉。舌淡，苔薄，脉沉细。治宜温经通络，补养气血。方用桂枝汤加当归、威灵仙、黄芪等。

2. 外用药

手法治疗后，在固定期间，可外敷三色药膏。去除外固定后，可用海桐皮熏洗。

（四）运动疗法

1. 握拳运动　患者将双肘屈伸握拳放在腰部，左手张开伸出后，用力空抓握拳再回收上肢至腰部，右手张开伸出，做同样动作，交替进行。重复做 10～15 遍，每日 4～6 次。

2. 抖手运动　患者尽量保持患侧手腕关节不动，另一只手握住患侧手拇指，在轻轻牵引手指的基础上，做连续抖动动作 30～60 秒，每日 2～3 次。

3. 拔伸运动　也称为牵引运动，患者慢慢将伤侧各手指向上牵引，并做轻柔的旋转运动，使患肢肌肉放松，然后突然发力将手指从下向上牵引后放松，重复进行 5～10 遍，每日 2～3 次。

（五）膳食食疗

1. 赤豆鲤鱼汤

赤小豆 500g，活鲤鱼 1 尾（500g 以上），玫瑰花 15g。制法：将鲤鱼去肠杂，与其他两味共煮至烂熟，去花调味。用法：分次服食。功效：活血化瘀，理气散结，利水消肿。

2. 大蒜烧茄

大蒜 25g，茄子 500g，清汤 200g，葱白 10g，生姜 5g，食盐 2g，白糖 5g，酱油 10g，味精 1g，干淀粉 10g，油 50g。制法：将鲜茄子去蒂把，用清水洗净，倒成两瓣，在每瓣的表面上划放约 1cm 宽的十字，然后切成约 4cm 长、2cm 宽的长方块，姜、葱洗后切成末，大蒜去皮洗净，洗净切成两瓣待用。炒锅烧热后、倒入油，炼至油泡散尽冒青烟时，离开火口，待油温稍降后，将茄子放入锅中翻炒，再入葱、姜、酱油、食盐、蒜瓣及清汤，烧沸腾后，用火焖烧 10 分钟，翻匀，再用白糖、淀粉加水调成芡，收汁和匀，装盘即成。用法：佐餐食用。功效：凉血止血，消肿定痛。

（六）其他疗法

1. 封闭治疗　用醋酸强的松龙做鞘管内注射，每隔 7～10 天封闭一次，2～3 次为 1 个疗程。

2. 手术疗法　局部明显硬结，非手术治疗无效且症状严重者，可行外科手术治疗，切开狭窄的鞘管。在局麻下纵行切开腕背韧带和腱鞘，解除对肌腱的压迫，缝合皮肤切口。

（七）预防与调护

治疗期间疼痛明显者，腕部应休息不宜活动；疼痛较轻者，可适度进行摆动腕部的活动，切忌活动过度，造成再次损伤。注意伤部保暖，避免寒冷刺激。可配合中药局部熏洗，外敷消炎止痛膏或内服舒筋活络丹。

五、典型病案

肖某，男，40 岁，以右腕部疼痛 2 个月为主诉于 2018 年 11 月 2 日初诊。2 个月前劳累后，右腕部出现疼痛，活动后疼痛加重，在外院诊断为桡骨茎突狭窄性腱鞘炎，予西药内服（具体不详）、物理治疗，疼痛缓解不明显，遂来我科。现症见：右腕部疼痛，呈刺痛，拇指外展后疼痛加重，向拇指放射痛。无恶寒发热，无胸闷、胸痛、心悸，无头晕，无半身不遂，无言语不利，无恶心呕吐、腹痛、腹泻。饮食一般，二便尚可。右桡骨茎突及第1掌骨底外侧稍肿胀，有压痛，尺偏试验阳性。舌质淡红，苔薄白，脉弦。

西医诊断：桡骨茎突狭窄性腱鞘炎。

中医诊断：痹证（痰瘀阻络）。

治则：活血通络，化痰止痛。

小针刀治疗：①定点，沿腱鞘方向，在桡骨茎突与第1掌骨底外侧之间寻找压痛点，龙胆紫作标记。②局部消毒铺巾。③小针刀选用0.30mm×40mm规格，从痛点进针，沿腱鞘纵向切割，3～5次，感觉针下松动，退针，消毒包扎，1周1次。

中药内服·复原活血汤。柴胡15g，天花粉10g，当归10g，红花6g，甘草6g，炮山甲（他约代）6g，酒大黄5g，桃仁13g。7剂。

水煎服，每日1剂，两次分服。嘱注意休息，避免劳累握重物。

二诊：2018年11月10日。

患者诉右腕部疼痛好转，拇指外展后疼痛减轻，无放射痛。右桡骨茎突及第1掌骨底外侧肿胀缓解，压痛，尺偏试验阳性。舌质淡红，苔薄白，脉弦。治疗有效，守方守法，治疗同前。

三诊：2018年11月19日。

经过2次针刀、2个疗程的中药治疗，患者诉右腕部已无疼痛，右桡骨茎突及第1掌骨底外侧无肿胀，无压痛，尺偏试验阴性。精神佳，纳可，二便尚调。舌淡红，苔薄白，脉弦。嘱患者继续休息，避免劳累握重物，自行调养，不适随诊。

按：本病多由于长期慢性劳损引起。拇短伸肌起于桡骨背面，途经桡骨茎突，止于拇指近节指骨底，主要参与伸拇掌关节运动；拇长展肌腱起于尺骨背面，途经桡骨茎突，止于第 1 掌骨底外侧，主要参与拇指外展运动。两者肌腱在共同的腱鞘中运动，当长期进行腕部活动时，肌腱相互来回摩擦，发生肌腱的损伤性炎症。小针刀直接处理阿是穴，松解狭窄腱鞘，沿腱鞘纵向切割防止损伤肌腱神经血管，效果立竿见影。加之内服复原活血汤，活血化瘀，注意调养休息，共同达到良好的治疗效果。

第六节　腕管综合征

腕管综合征是指由于各种原因引起的腕管狭窄，使正中神经、指屈肌腱、腕横韧带相互摩擦发生炎症，从而进一步加重腕管狭窄，压迫神经，引起以手指麻木乏力为主的证候群。多在原有腕部损伤的病情上加重发生。

一、发病原因

始发于腕部损伤（如桡骨远端骨折、腕部扭挫伤、腕部慢性损伤、腕骨骨折脱位，或腕管内有腱鞘囊肿、脂肪瘤等原因），致使腕管容积减少。腕管系指腕掌侧的掌横韧带与腕骨所构成的骨－韧带隧道，内有正中神经、拇长屈肌腱、指深屈肌腱和指浅屈肌腱。正中神经居于浅层，处于肌腱与腕横韧带之间。狭窄的腕管使指屈肌腱、正中神经与腕横韧带相互摩擦，进一步产生炎症，引起肌腱、肌腱周围组织及滑膜水肿、肿胀、增厚，管腔内压力增高，压迫了正中神经，发生腕管综合征。

临床上还可见于由于异常解剖及糖尿病、肾病、痛风引起的腕管综合征。

二、相关临床解剖

腕管由屈肌支持带（腕横韧带）与腕骨沟共同构成。管内有指浅、深屈肌腱及屈肌总腱鞘、拇长屈肌腱及其腱鞘和正中神经通过。在管内，各指浅、深屈肌腱被屈肌总腱鞘（尺侧囊）包裹；拇长屈肌腱被拇长屈肌腱鞘（桡侧囊）包绕。两腱鞘均超过屈肌支持带近侧和远侧各 2.5cm。屈肌总腱鞘常与小指指滑膜相通。由于拇长屈肌腱鞘一直延续到拇指的末节，故拇长屈肌腱鞘与拇指的指滑膜鞘相连。正中神经在腕管内变扁平，紧贴屈肌支持带桡侧端深面，腕骨骨折时可压迫正中神经，导致腕管综合征。

三、临床表现

腕管综合征主要表现为腕以下正中神经支配的感觉与运动功能障碍。患者桡侧三个半手指有麻木、疼痛、肿胀感。患手无力抓握，在拇指外展、对掌无力，偶有突然失手的情况。夜间、晨起、劳累后加重，活动或者甩手后症状可减轻。寒冷季节局部皮肤可有发冷、发绀等改变。病程长者可观察到大鱼际萎缩，感觉减退，出汗减少，皮肤干枯无华。可进行屈腕压迫试验：掌屈腕关节的同时压迫正中神经 1 分钟，患指症状明显加重者为阳性。叩击试验：叩击腕横韧带之正中神经处，患指明显加重者为阳性。肌电图检查可见大鱼际出现神经变形。

四、中医的治疗与养护

（一）推拿疗法

1. 推揉疏通法　患者取仰卧位或坐位。术者一手固定腕部，另一手于患者腕部掌侧用大鱼际进行自上而下的按揉，同时可用双指沿正中神经的走向自上而下进行叠揉。

2. 揉拨按压腧穴法 患者仰卧位。术者于伤侧一手固定伤肢，一手用拇指揉拨极泉及正中神经 1～3 次，之后按揉患者的内关、曲泽、大陵、合谷等穴位，也可以在痛点进行按揉。

3. 分拨理筋法 患者取仰卧位或坐位。术者在腕关节拔伸下进行摇、屈、伸等手法，并在疼痛处进行弹拨。

4. 揉擦肌腱韧带法 患者取仰卧位或坐位。术者于伤侧，一手固定腕部，另一手鱼际顺向揉腕部掌侧屈肌腱，横向揉腕横韧带 2～3 分钟，之后将腕关节适度背伸，再擦屈肌腱和腕横韧带，以透热为度。

（二）针灸疗法

取阳溪、外关、合谷、劳宫等穴位，针刺得气后留针 15 分钟，隔日治疗 1 次。

（三）中药治疗

1. 内服药

（1）气滞血瘀证：近期有损伤史，腕部肿胀刺痛，活动不利，得热痛增。舌红，苔薄白，脉弦或涩。治宜活血化瘀，行气止痛，方用舒筋活血汤等加减。

（2）阳虚寒凝证：病史已久，反复发作，腕部疼痛麻木，活动不利，遇冷加重，常有发绀、发冷。舌淡，苔白，脉细。治宜温经通络，调养气血，方用当归四逆汤。

2. 外用药
外用可贴宝珍膏、万应膏。可用八仙逍遥汤熏洗手腕。

（四）运动疗法

1. 垂直运动 患者手握一定重量的物体，将物体握住，掌心向上，手腕做垂直方向的抬起、放下动作约半分钟，然后再将掌心向下做同样的动作，持续半分钟。

2. 翻动运动　患者手握一定重量的物体，之后上下翻动手腕 30 次左右，提高腕部力量的锻炼和肢体协调能力。

3. 伸展运动　患者双手手指做用力伸展 20 次，促进手部血液循环。

4. 揉搓运动　患者用一手食指和拇指轻揉患手手指，每个手指揉搓 15 秒左右，以透热为度。

5. 搓掌运动　患者双手合十，前后做摩擦运动，达到手掌微热的效果。

（五）膳食疗法

1. 苏木红花酒

苏木（捶碎）、红花、当归各 9g。制法：上药用酒 3 碗，煎一碗半。用法：空腹饮用。功效：活血化瘀。

2. 杜仲茴香散

杜仲 25g，小茴香 30g，黄酒适量。制法：将杜仲与小茴香研为细粉，黄酒调服。功效：温经活血，散瘀减痛。

（六）其他疗法

1. 封闭疗法　可使用醋酸氢化可的松、普鲁卡因等药物进行腕管内注射，起到促进腕部肿胀的消散，加速血液循环，防止组织粘连，消除炎症等作用。切忌将药物注射入正中神经引起神经变性。

2. 手术疗法　对于非手术治疗无效者，且肌肉萎缩明显，感觉丧失严重者，可行手术将腕横韧带切开减压。

（七）预防和调护

1. 若腕部发生骨折、脱位，需及时进行复位与固定，待康复期再进行理筋手法。

2.施行手法复位后，可将腕部用石膏或者夹板固定于中立位，以减轻对正中神经的损伤。

3.避免使用热疗，防止加重病情。

4.注意保证休息，避免强力屈伸腕关节，可适当进行腕部的活动锻炼。

5.经保守治疗无效者，要尽快进行手术治疗，防止正中神经长期受压畸形。

五、典型病案

符某，女，54岁，以右手指麻木疼痛1个月为主诉于2018年3月15日初诊。患者1个月前无明显诱因出现右手指麻木疼痛，以拇指、食指、中指明显，在外院诊断为腕管综合征，予西药内服，物理治疗，效果不明显，遂来我科。现症见：右手指麻木疼痛，呈刺痛，右手抓握无力。劳累后加重，活动后症状可减轻。无上肢疼痛，无胸闷、胸痛，无头晕，无半身不遂，无言语不利，无恶心呕吐、腹痛、腹泻。饮食尚可，二便一般。屈腕压迫试验阳性、叩击试验阳性。右腕部CT：未见明显异常。舌淡，苔白，脉沉弱。

西医诊断：腕管综合征。

中医诊断：痹证（气虚血瘀）。

治则：益气活血，通络止痛。

推拿治疗：手法选推法、揉法、拨法、擦法；经络取穴，以手三阴经为主，选内关、曲泽、大陵、合谷等穴。

操作：①按揉法：患者取仰卧位。术者一手固定腕部，另一手于患者腕部掌侧用大鱼际进行自上而下的按揉，同时可用双指沿正中神经的走向自上而下进行叠揉。按揉患者的内关、曲泽、大陵、合谷、阿是穴。②拨法：在腕关节拔伸下进行摇、屈、伸等手法，并在疼痛处进行弹拨。③擦法：横向揉腕横韧带3分钟，之后将腕关节适度背伸，再擦屈肌腱和腕横韧带，以透热为度。

每日1次，共5次。

中药外洗：加味桃红四物汤。生地黄、当归、赤芍、桃仁、牡丹皮、延胡索、乌药、香附子、红花、川芎各10g，5剂。水煎外用，熏洗患处及前臂。每日1剂。

嘱注意休息，避免劳累患处。

二诊：2018年3月20日。

患者诉经过5次治疗后，右手指麻木疼痛缓解，右手抓握无力改善。仍劳累后加重，活动后症状减轻。无上肢疼痛，无胸闷、胸痛，无头晕，无半身不遂，无言语不利，无恶心呕吐、腹痛、腹泻。饮食尚可，二便一般。屈腕压迫试验阳性，叩击试验阳性。舌淡红，苔白，脉沉弱。推拿手法加用一指禅推大陵穴，加强益气活血功效，余治疗方法同前，5次，每日1次。

三诊：2018年3月26日。

经过10次1个疗程的治疗，右手指偶有麻木疼痛，右手抓握有力。劳累后稍有不适。饮食尚可，二便一般。屈腕压迫试验阴性、叩击试验阴性。舌淡红，苔白，脉沉。嘱患者继续休息，避寒保暖，自行调养，不适随诊。

按：本病早期采用推拿结合中药外用，中医治疗效果很好，如果疗效不明显可用封闭疗法，使用醋酸氢化可的松、普鲁卡因等药物进行腕管内注射，起到促进腕部肿胀消散，加速血液循环，防止组织粘连，消除炎症等作用。治疗无效，且肌肉萎缩明显，感觉丧失严重者，可行手术将腕横韧带切开减压

第七节　背部筋膜炎

背部筋膜炎又称纤维组织炎或肌肉风湿病，是指由于外伤、劳损或外感风寒等原因，引起筋膜、肌肉、肌腱和韧带等软组织发生的一种非特异性炎症变化，以局部疼痛、僵硬、活动受限和柔软无力为主要症状。

本病属中医学"痹证"范畴。

一、发病原因

本病病因与外伤、劳累、受凉等有关。急性损伤后，未进行及时治疗，肌肉筋膜组织逐渐纤维化，瘢痕形成，经络气血不通，不通则痛；慢性劳损使肌肉、组织、筋膜中产生粘连，迁延形成慢性疼痛；久卧阴寒潮湿之地，贪凉受冷或劳累后复感寒邪，气血运行不畅，导致筋膜炎形成。

变态反应也可导致筋膜炎。

二、相关临床解剖

背肌分为背浅肌、背深肌和背部筋膜。

1. 背浅肌

背浅肌分为两层，均起自脊柱的不同部位，止于上肢带骨或自由上肢骨。浅层有斜方肌和背阔肌，浅层下有肩胛提肌和菱形肌。

（1）斜方肌位于项、背部的浅层，一侧呈三角肌，两侧合起来为斜方形，起点很广，从枕外隆凸向下直达第12胸椎，上部肌束斜向外下，下部肌束斜向外上，中部横行，抵止于肩胛冈、肩峰和锁骨外端，收缩时使肩胛向脊椎靠拢，上部肌束收缩提肩胛骨（耸肩），下部肌收缩降肩胛骨。斜方肌瘫痪出现"塌肩"。

（2）背阔肌为全身最大的扁肌，位于背下部、腰部和胸侧壁。起自第6胸椎以下的全部椎骨棘突和髂嵴后缘，肌束向外上方集中，止于肱骨小结节嵴，收缩时使臂内收、内旋和后伸，如背手姿势。

（3）肩胛提肌呈带状位于项部两侧，斜方肌深面。收缩时上提肩胛骨。

（4）菱形肌位于斜方肌中部深面，收缩时肩胛骨移向内上方。

2. 背深肌

背深肌主要有竖脊肌，竖脊肌位于背部深层全部椎骨棘突两侧的纵沟内，为两条强大的纵行肌柱，起自骶骨背面和髂嵴后缘，向上分出多条肌束分别止于椎骨、肋骨及枕骨。竖脊肌是维持人体直立的重要肌，收缩时使脊椎后伸。

3. 背部筋膜

被覆于斜方肌和背阔肌表面的深筋膜较薄弱，但在竖脊肌周围的筋膜特别发达，称为胸腰筋膜。胸腰筋膜包绕竖脊肌，形成该肌的鞘，分前、后两层，后层在腰部显著增厚，并与背阔肌起始处腱膜紧密结合。

三、临床表现

背部筋膜炎的主要临床表现为局部疼痛、肌肉紧张、僵硬、活动受限等。有急性发作或慢性疼痛急性发作史，以及感受风寒湿史。一般晨起或受凉时疼痛加重，得温或活动后则缓。慢性缓解期通常没有固定的压痛点，当用手挤压受累肌肉时，可出现局部疼痛，部分患者还可触及痛性"结节"。急性发作期可观察到局部肌肉紧张，有广泛压痛，且活动不利。针刺痛点时，可出现局部抽搐反应。X线检查无明显异常，实验室抗"O"检查或血沉正常或稍高。

四、中医的治疗与养护

（一）推拿疗法

1. 推擦按揉背部法　患者取俯卧位，腹前垫枕。术者于伤侧用双手掌自上而下或由中间向两侧推背部数遍，之后用单手小鱼际擦伤侧疼痛部位，最后双手拇指由轻到重点按痛点 2 ～ 3 分钟。

2. 叩擦背部法　患者取俯卧位，腹前垫枕。术者于伤侧用双手空拳或合掌扣击背部数十次，之后用小鱼际擦膀胱经，以深部有透热感为度。

（二）针灸疗法

取阳陵泉、申脉、后溪，近取天宗、肩中俞、肩外俞。也可于疼痛部位循经取穴进行针灸治疗。

（三）中药治疗

1. 内服药

（1）风寒湿阻证：有外感风寒湿史，遇寒痛增，得温则缓，活动不利，肌肉紧张、僵硬。舌淡，苔白，脉浮紧。治宜祛风散寒，方用羌活胜湿汤或葛根汤加减。

（2）气血凝滞证：近期有外伤史，有固定疼痛，活动不利，甚至局部有红肿。舌暗甚有瘀点，苔白，脉沉涩。治宜行气活血，舒筋通络，方用疏经活血汤加减。

（3）气血亏虚证：有反复发作史，局部酸痛，神疲乏力，活动不利。舌淡，苔白，脉沉细。治宜补益气血，舒筋活络，方用八珍汤或当归补血汤加减。

2. 外用药

可用狗皮膏、伤湿止痛膏进行外贴，可用活血药进行熏蒸。

（四）运动疗法

1. 仰卧挺腹 患者俯卧，不要用枕头，双手放在背后，慢慢地用力挺胸抬头，让头胸离开床，膝关节要伸直，两条大腿要使劲往后离开床，坚持5秒，然后放松肌肉，俯卧在床上，休息3～5秒后重复动作，每天练习20～30次，每天锻炼1～2次。

2. 五点支撑 患者仰卧，不要用枕头，膝盖弯曲，双肘和背部顶在床上，腹部和臀部往上抬高，用双肩、双肘部和双脚五点来支撑身体，坚持5秒钟，再放松腰部肌肉，放下臀部，休息3～5秒之后重复数10次。

3. 俯卧抬举 患者俯卧，先做双下肢交替抬举，双下肢抬举的同时，上半身后伸抬起，身体两端同时抬离于床等动作，重复上述动作10余次。

（五）膳食食疗

1. 猪腰杜仲

猪腰了2个，杜仲9g。制法：猪腰子洗净，做两个纵向切口，杜仲放入两个腰子的切口内，用线缠仕，放入砂锅内煮熟，不放盐和其他佐料。用法：早晨吃一个，晚上再吃另一个。一般连吃3天即愈。功效：强腰健脊。

2. 首乌薏苡仁酒

生薏苡仁120g，制首乌180g。制法：上药共浸泡于白酒中，蜡封瓶口，置阴凉处15天，去渣备用。用法：每日早晚各1次，每次5mL。功效：补肾壮腰。

3. 腰痛方

杜仲15g，补骨脂9g，苍术9g，鹿角霜9g。制法：将上药研成粗粉，加入白酒500mL，浸泡7日，过滤去渣即成。用法：口服，每次5mL，早晚各1次，连服7日。功效：温肾散寒，祛风利湿。

（六）其他疗法

1.封闭疗法 可使用醋酸氢化可的松加利多卡因、普鲁卡因等药物进行痛点注射。

2.针刀治疗 使用针刀将局部粘连进行疏通。

3.物理疗法 使用电疗、磁疗、蜡疗、频谱等物理疗法，起到疏通经络、运行气血的作用。

（七）预防和调护

1.注意伤部保暖，避免寒冷刺激。

2.急性发作时，以保持休息为主，切勿过劳；慢性缓解期时，可进行适当的体能锻炼促进恢复。

五、典型病案

符某，女，38岁，以反复背部疼痛不适2年余为主诉于2018年7月6日初诊。患者2年前受凉出现背部疼痛，呈酸痛感。在外院诊断为"肌筋膜炎"，行西医治疗（用药不详）后症状无明显好转。现症见：患者神清，精神可，背部疼痛，呈酸痛感，僵硬，屈伸活动不利，晨起疼痛加重，活动后则缓解，无走路踩棉感，无头痛，无头晕，无胸闷、心悸，无腹痛、腹胀，无呕吐。饮食一般，二便尚调。近期体重无明显减轻。舌淡，苔白，脉沉弦。胸椎CT：未见明显异常。

西医诊断：背部筋膜炎。

中医诊断：痹证（风寒湿阻证）。

治则：祛风散寒除湿。

内服方药：羌活胜湿汤加减。羌活30g，独活10g，当归15g，白芍15g，细辛3g，桃仁10g，红花10g，葛根15g，姜黄10g，甘草6g，川芎10g。5剂。

用法：水煎服，日1剂，分两次服用。

针灸治疗：百会、大椎、风池（双）、心俞（双）、脾俞（双）、肝俞（双）、肾俞（双）。

电针疏波20分钟，针后，背部温灸盒灸30分钟，每日1次。

穴位注射：针灸治疗后以复方当归针2mL在阿是穴行穴位注射，每日1次。

二诊：2018年7月12日。

患者诉背部疼痛缓解，僵硬好转，仍屈伸活动不利，晨起疼痛加重，活动后则缓解。饮食一般，二便尚调。舌淡，苔白，脉沉弦。内服方药用党参加强益气健脾除湿，针灸加强背部阿是穴针刺治疗。继续治疗5次。

三诊：2018年7月19日。

患者诉背部疼痛明显缓解，仍感僵硬，稍屈伸活动不利。饮食一般，二便尚调。舌淡，苔白，脉沉弦。患者尚未痊愈，因自身原因，未坚持治疗，嘱加强颈部锻炼。

按： 背部筋膜炎属中医学的"痹证"范畴。多由外伤、劳损或外感风寒等原因，引起筋膜、肌肉、肌腱和韧带等软组织发生非特异性炎症变化，以局部疼痛、僵硬、活动受限和柔软无力为主要症状。一般病程长，受凉后易反复发作，多预后不良。针药结合，内服外治，以健脾益气、祛风散寒、除湿活血为法，需长期坚持治疗，避寒保暖，方能取得良效。

第八节　急性腰扭伤

急性腰扭伤是指腰部肌肉、筋膜、椎间关节、腰骶关节的急性损伤，又称闪腰、岔气。本病属于中医学"瘀血腰痛"范畴。以青壮年和体力劳动者多见，平时缺乏锻炼突然进行剧烈劳动也易发生此病。男性患者多于女性。

一、发病原因

本病大多由间接暴力造成。人体在某种状态下腰部肌肉强烈收缩，使肌肉、筋膜受到强烈的牵拉、扭曲，甚至撕裂，导致血离经脉，气滞血瘀，不通则痛。当脊柱屈曲时，两侧束脊肌收缩，以抵抗体重和维持躯干的位置，此时若外力过大或者用力过度，则可引起肌肉的断裂；当脊柱完全屈曲时，主要靠棘上、棘间、髂腰等韧带来维持躯干的稳定，此时外力过大或者用力过度，则可引起韧带损伤；腰部用力过大、过猛，致使脊柱椎间关节受到过度牵拉或扭转，引起椎间小关节错缝或滑膜嵌顿。损伤的程度往往与外力大小有关。

二、相关临床解剖

1.腰部筋膜

（1）腰背筋膜：是全身最厚和最强大的筋膜之一，包绕骶棘肌形成肌鞘，并作为背阔肌、腹内斜肌和腹横肌腱膜的起始处。

（2）腰方肌及腰大肌筋膜：腰方肌筋膜前层位于腰方肌之前，与腹横筋膜相连续，属腹内筋膜的一部分，后层与腰背筋膜深层相接。腰大肌筋膜为腹内筋膜所形成的单独筋膜鞘，向下与髂肌筋膜腔相连续。

2.腰脊柱伸肌

（1）棘突间肌：位于腰椎棘间韧带相邻棘突间。收缩时可固定相邻棘突并后伸腰椎。

（2）骶棘肌：是背肌中最强大的。下端起于骶骨背面，腰椎棘突、髂嵴后部和腰背筋膜。两侧收缩时可背伸脊柱，单侧收缩时可使脊柱向同侧倾斜。

3.腰脊柱屈肌

腰大肌与髂肌：腰大肌位于腰椎侧面，肌纤维起于胸12下缘到腰5

上缘的相邻椎体及椎间盘纤维环，跨髂嵴及骶髂关节之前，在髂凹处与髂肌相合，形成髂腰肌。该肌可屈髋并有内收髋和外旋髋的作用，如下肢固定，可弯腰。

三、临床表现

急性腰扭伤的主要表现是腰部持续性剧烈疼痛，深呼吸、咳嗽、打喷嚏时可使疼痛加重。可观察到患者常以双手撑住腰部，防止活动使疼痛加剧。脊柱多呈强直位，腰部肌肉紧张，生理性前凸改变，不能挺直，活动困难。

腰肌及筋膜损伤时，腰部向各个方向的活动均受限，在棘突旁束脊肌处、腰椎横突或髂嵴后部有压痛；韧带损伤时，脊柱屈曲时疼痛加剧，多在棘突上或棘突间有压痛；椎间小关节损伤时，腰部旋转时疼痛加剧，脊柱可有侧弯，棘突可偏歪。

X 线检查主要显示腰椎生理前凸消失和肌性侧弯。

四、中医的治疗与养护

（一）推拿疗法

1. 推摩揉拨理腰法　患者取俯卧位，腹部前可垫一薄枕。术者于患者的左侧，用双手掌由下向上推十几次，再由内上向外下做"八"字形分推腰骶部脊柱两侧几遍，之后用单手或者双手摩疼痛部位 2 ～ 3 分钟，再可用鱼际顺纤维方向理揉几遍，最后再用单手拇指揉拨腰部痛点 2 分钟。

2. 叩脊压阵痛点法　患者取俯卧位，腹部前可垫一薄枕。术者于患者左侧，左手并拢横放于脊柱，右手空拳由上而下隔指叩击脊柱（大椎至腰俞）3 ～ 5 遍，而后双手重叠放于疼痛部位，患者呼气时施力，吸气时松力，持续 5 ～ 7 次。

3. 捏挤脊柱两侧法　患者取俯卧位，腹部前可垫一薄枕。术者于患者左侧，双手多指适度捏提背部两侧肌肤 3～5 遍，之后用双手掌自两侧向脊柱方向推挤腰背部 3～5 遍。

（二）针灸疗法

取肾俞、命门、志室、腰阳关、委中、承山、昆仑、阿是穴，用强刺激泻法，留针 10 分钟，取针后用热沙袋在压痛处热敷 5 分钟。

（三）中药治疗

1. 内治法

（1）气滞血瘀型：多见于早期，近期有损伤史。局部疼痛、红肿，腰部活动不利，严重者可见腰部畸形。舌淡，苔薄，脉弦涩。治宜活血化瘀，行气止痛，方用和营止痛汤加减或桃红四物汤加土鳖虫、血竭等。

（2）肝肾亏虚型：腰部损伤日渐久，正气已虚。腰部疼痛喜揉按，红肿不明显，常觉酸软。舌淡，苔薄，脉沉细。治宜补益肝肾，强劲壮骨。方用补肾壮筋汤加减。

2. 外治法

可用狗皮膏、伤湿止痛膏进行外贴，可用活血药进行熏蒸。

（四）运动疗法

1. 飞燕点水 患者俯卧，头转向一侧。先两腿交替向后做过伸动作，之后两腿同时做过伸动作，然后两腿不动，上身向后背伸上身与两腿同时背伸，重复数十次。

2. 仰卧架桥 患者仰卧，以两手叉腰作支撑点，两腿屈膝成90°，脚掌放在床上，以头后枕部及两肘支持上半身，两脚支持下半身，成半拱桥形，挺起躯干，当挺起躯干架桥时，膝部稍向两边分开，重复数十次。

3. 风摆荷叶 患者两脚开立比肩稍宽，两手叉腰，拇指在前，之后使腰部自做回旋动作，重复数十次。再之后进行反向回旋动作，两腿始终伸直，膝关节稍屈，上肢伸直，双手轻托腰部，回旋的圈子可逐渐增大，重复数十次。

4. 转腰推碑　患者两脚开立比肩稍宽，两臂下垂，患者先向右转体，左手成立掌向正前方推出，右掌变拳抽回至腰际抱肘，眼看右后方，之后再向左转体，右手变立掌向正前方推出，左掌变拳抽回至腰际抱肘，眼看左后方，重复数十次。

（五）膳食疗法

1. 壮阳强腰汤

山药 30g，龙眼肉 2g，黄酒、姜、葱各适量。制法：山药、龙眼肉，加适量水，文火煮开 5 分钟，加黄酒、姜、葱等，武火煮 30 分钟。用法：分次食用。功效：滋阴壮阳，祛湿止痛，强腰安神。适用于腰肌劳损。

2. 桃仁姜枣汤

桃仁 25g，生姜 10g，大枣 10 枚。制法：桃仁洗净置锅中，加清水 200mL，加生姜、大枣，武火煮开 3 分钟，再文火煮 20 分钟。用法：分次食用。功效：活血止痛。适用于腰肌劳损。

3. 薏苡仁生姜羊肉汤

薏苡仁 50g，生姜 20g，羊肉 250g。制法：三味加水适量煲汤，佐料调味。功效：散寒止痛。适用于腰肌劳损寒湿型。

（六）其他疗法

1. 封闭疗法　用曲安奈德 50mg 加 2% 利多卡因 5mL、生理盐水 10mL，或者用强的松 1mL 加 1% 普鲁卡因 5mL 做痛点封闭。

2. 物理疗法　疼痛缓解后，可用离子透入、红外线照射、超声波进行进一步治疗。

（七）预防和调护

1. 注意腰部保暖，避免风寒湿邪侵袭。

2. 急性腰部扭伤严重者，在推拿治疗期间应限制活动，最好是卧硬板床休息 1～2 周，不宜过早、过多活动。腰部损伤状况缓解后，可适当加强活动，不应重复扭伤动作。

3. 平时注意腰部的正确姿势，经常变换体位。

第九节　腰椎间盘突出症

腰椎间盘突出症，又称腰椎间盘纤维环破裂髓核突出症，是指由于某些因素引起纤维环破裂，髓核突出，刺激或压迫神经根或硬膜囊，以腰痛及下肢放射痛为主要症状的疾病。多见于青壮年以及体力劳动者，男性多于女性，是临床上腰腿痛的常见原因之一。

一、发病原因

腰椎间盘为两个相邻的腰椎椎体之间的连接，由纤维环、髓核、软骨板 3 个部分组成。纤维环前部附着于坚韧的前纵韧带，后部附着于松薄的后纵韧带，因此纤维环更易于后纵韧带一侧受到损伤。髓核位于纤维环内，纤维环对髓核有约束作用，当纤维环破裂后，髓核从中被挤压脱出，压迫位于后纵韧带上的神经及向周围扩散分布的神经根。椎间盘组织随着年龄的增长会逐渐出现水分减少、弹性减弱、椎间隙变窄、后纵韧带松弛的现象，在此基础之上，若有感受外邪、外力损伤、慢性劳损等诱因，腰椎间盘退变加速，则引起一系列上述反应。因此，此病多属本虚标实。标实多为外感六淫（风、寒、湿、热）、外部损伤、瘀血、气滞、痰饮等，根本在于肾虚。

二、相关临床解剖

成人脊柱共由 26 个椎骨组成，如同落砖一样逐渐垒起来，并靠 23 个椎间盘来连接这 26 个椎骨，在这 23 个椎间盘中，每一个都可能发生椎间盘突出（临床上常见一个椎间盘突出，也可两三个一并突出），压迫神经并且引起相应的症状。椎间盘占脊柱长度的 1/4，与人身高有密切关系。

（一）椎间盘的组成

腰部椎间盘有 5 个，即 L1 ～ L2、L2 ～ L3、L3 ～ L4、L4 ～ L5、L5 ～ S1。椎间由纤维环、髓核、透明软骨终板和 Sharpey 纤维组成。纤维由坚韧的纤维组织环绕而成，外层主要是 Ⅰ 型胶原纤维，排列密集，部分胶原纤维插入椎体；内层主要是较低密度的 Ⅱ 型胶原纤维，与外层相比，缺乏明显的板状排列。髓核在腰部位于椎间盘中心的稍后方，在年轻人，外观呈半透明的凝胶状，主要由软骨基质和胶原纤维组成，通过 Sharpey 纤维附于椎体髓环。透明软骨终板是椎体的上、下软骨面，构成椎体的上、下界，与相邻椎体分开。Sharpey 纤维围绕于椎间盘的最外层，主要由胶原纤维组成，无软骨基质。椎间盘通过固定相邻的椎体稳定脊柱并维持其排列，允许椎骨间相互运动，同时吸收加载到脊柱上的载荷和能量。腰椎间盘与其周围组织如脊神经有紧密联系，椎间盘突出或退行性变可继发周围组织的病理变化，引起腰腿痛。

（二）椎间盘的解剖特点

腰椎间盘的矢状断面中部膨出，前后两端较大，稍内有一缩窄，全体犹如横置的花瓶，两侧如瓶口、瓶底及其颈部。同一椎间盘上、下椎体软骨终板断面的厚度，在左、右矢状面前、中、后三点处的厚度差异无显著性。不同平面的椎间盘上、下椎体软骨板厚度略有不同，L1 ～ L2 较薄，L4 ～ L5 较厚，L5 ～ S1 较 L4 ～ L5 又略薄。性别之间椎间盘面积有明显差异：男性椎间盘面积大于女性，下腰椎椎间盘面积 L3～L4 稍大于 L4～L5，而 L4～L5 又稍大于 L5～S1。椎间盘与相邻腰椎椎体高度比值，成人为 0.3～0.6。腰骶椎间盘的后缘正常呈平直或轻度后凸。在腰骶椎间盘的后缘与硬膜囊的前面之间有丰富的硬膜外脂肪，这对解释 CT 图像有很大帮助，显影清晰的硬膜外静脉通常见于这些脂肪层内。

（三）椎间盘的血管和神经

成人椎间盘几乎无血管，仅纤维环周围有来自节段性动脉分支的小血管穿入，多在椎间盘的前后缘。在胎儿和幼儿时期，每个椎间盘皆由 3 条动脉供血。椎间盘的神经分布与血管相似，在纤维环的周边有丰富神经末梢，其深部、软骨板和髓核内无神经纤维。前部和两侧部主要接受窦椎神经的纤维。窦椎神经多发自脊神经后支，也可发自总干，接受交感神经小支后经椎间孔返回椎管，故又名返神经。

窦椎神经先贴行于椎间盘后面，发升、降支沿后纵韧带两侧上、下行，可各跨两个椎间盘，共分布至 4 个椎体，其横支可与对侧吻合。窦椎神经分布于椎管内诸结构，组织学观察其感觉神经末梢在后纵韧带、硬脊膜的前部、神经根袖、椎管内前静脉丛的静脉壁等处的密度最高，椎骨骨膜及硬脊膜的侧部次之，硬脊膜囊后部及黄韧带内最为稀少。该结构可解释侧隐窝狭窄、腰椎间盘突出压迫而造成的剧烈疼痛。

三、临床表现

腰椎间盘突出症根据其向后突出的不同部位而症状也不同：

1. 单侧型　为临床上最常见的一种类型，其髓核突出只压迫于一侧脊神经根，常出现压迫位同侧的腰痛伴下肢疼痛、麻木。

2. 双侧型　其髓核自后纵韧带两侧突出，压迫了两侧的神经根，常出现腰痛及双下肢的疼痛、麻木。

3. 中央型　髓核自后中部突出，压迫同等水平面的马尾神经，产生马鞍区麻痹、大小便障碍或双下肢瘫痪等症状。

　　主要体征表现为腰部畸形，生理性前凸消失；椎间隙棘突旁有压痛和叩击痛，并向下放射至小腿、足跟、足背部；腰部活动受限；受累神经根所支配的皮肤感觉异常；肌力减退或肌萎缩；腱反射减退或消失。

　　直腿抬高试验：患者取仰卧位，双腿靠拢伸直，检查者一手握住患者踝部，一手扶膝，在保持下肢关节伸直的状态下，逐渐抬高下肢，若在抬高时下肢有放射性疼痛或麻木感为阳性，再此基础之上背伸踝关节，行"加强试验"，若疼痛加剧则为阳性，通常使用该试验鉴别是神经受压还是下肢肌肉等原因引起的抬腿疼痛。

四、中医治疗与调护方法

（一）推拿疗法

1. 推揉按拨腰部法　患者俯卧位。术者于其左侧用单手或双手纵推腰骶部督脉及膀胱经2～3遍，之后用双手鱼际和拇指揉腰部脊柱及两侧5分钟，再用前臂或者拇指按压脊柱两侧，最后用一肘尖缓慢用力小幅度重拨两侧大肠俞3～5次，另一手前臂托下肢股部后伸活动数次。

2. 晃伸按抖擦腰法　患者俯卧位。术者于其左侧用左手掌按压脊柱病变位置，右手托双侧下肢股部从小幅度到大幅度左右晃动下肢，将腰部尽力左右侧屈数次，之后在中立位拔伸双下肢并在牵引下后伸腰部，同时按压腰部之手配合推扒、按压腰部，之后用双手鱼际在病变位置两侧向前上方压振2分钟，然后用双手掌抵紧腰部两侧向上及向下定点顿推数次，最后用一手小鱼际擦脊柱病变部位1～2分钟。

3. 屈曲回旋腰部法　患者取仰卧位。术者于其右侧用双手托扶两下肢适宜部位，协同用力适度屈伸回旋腰部数次，之后用右手托住骶部，左手及前臂按扶膝部，在屈髋位缓缓地左右晃动腰骶部数次，并于屈髋90°位用力向下牵拉骶部数次，而后缓缓伸直下肢。

（二）针灸疗法

主穴可选肾俞、委中，配穴如风湿型配阴陵泉、地机、阿是穴；风寒型配腰阳关、委阳、阿是穴；血瘀型配肝俞、血海、大椎、支沟、阳陵泉；肾阳虚型配太溪、命门、次髎；肾阴虚型配太溪、志室、承山、次髎。（见图5-2）

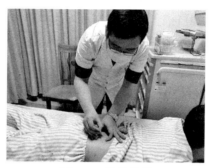

图5-2　腰椎针刺

（三）中药治疗

1. 内服药

本病多为本虚标实，以虚为本责之于肝肾，以实为标责之于风寒湿邪及外伤瘀血，治以"实则泻之，虚则实之"，实证以祛邪通络为主，虚证以补益肝肾为主。

（1）风湿痹阻证：腰腿疼痛重着，活动不利，阴雨天加重，痛处游走不定，恶风，喜温。舌淡，苔薄，脉沉紧或弦缓。治宜祛风除湿，蠲痹止痛。方用独活寄生汤等加减。

（2）寒湿痹阻证：腰腿部冷痛重着，辗转不利，痛有定处，静卧痛不减，日轻夜重，遇寒痛甚，得热痛减。舌淡胖，苔白腻，脉弦紧或沉紧。治宜温经散寒，祛湿通络。方用附子汤等加减。

（3）气滞血瘀证：近期腰部有外伤史，疼痛剧烈，刺痛，痛有定处，拒按，腰部板硬，活动不利。舌暗淡，甚有瘀点，苔薄白或薄黄，脉沉涩。治宜行气活血，通络止痛。方用复元活血汤等加减。

（4）肾阳虚衰证：病史已久，反复发作，腰腿发凉，畏寒喜暖，喜按揉，遇劳加重，少气懒言，面色苍白，自汗，口淡不渴，小便频数，男子阳痿，女子月经延迟量少。舌淡胖，苔白滑，脉沉弦无力。治宜温补肾阳，温阳通痹。方用温肾壮阳方。

（5）肝肾阴虚证：腰腿酸痛无力，遇劳加重，形体消瘦，面色潮红，心烦失眠，手足心热，口干，小便短赤。舌红少津，脉弦细数。治宜滋阴补肾，强劲壮骨。方用养阴通络方加减。

2. 外用药

可外用活血止痛类或跌打风湿类药膏，亦可配合中药热熨或熏洗。

（四）运动疗法

1. 按摩腰眼　患者取坐位或立位均可，两手掌对搓发热后，紧按腰部，之后双手掌用力向下椎搓到骶尾部，然后再向上椎回到背部，重复数十次。

2. 掌插华山　患者立位两脚开立比肩稍宽，两臂下垂，之后右掌向右搂回腰际抱肘，左掌向正右方伸出，身体向右转，成右弓步，再之后进行反向运动，左掌向左方平行搂回腰际抱肘，右掌向正左方伸出，身体向左转，成左弓步。眼看插出之手掌，手向外插出的动作可稍快，重复数十次。

3. 双手攀足　患者立位两脚开立，比肩稍宽两手置于腹前，掌心向下，腰向前弯，手掌向下按地，重复数十次。

4. 白马分鬃　患者立位两脚开立，比肩稍宽，两臂下垂，两手交叉，如左腰有病，左手交叉在前；右腰有病，右手交叉在前。身体向前俯，眼看双手，两手交叉举至头顶上端，身体挺直，之后两臂上举后向两侧分开，恢复预备姿势。上举时如向上攀物状，尽量使筋骨伸展，向两侧分开时掌心向下成弧线，重复数十次。

（五）膳食食疗

1. 杜仲酒

杜仲 30g，白酒 500mL。制法：将杜仲浸泡于白酒中密封 7 日后开封饮服。用法：每次 10～20g，每日 2～3 次。主治腰椎间盘突出症。

2. 桑枝炖母鸡

老桑枝 60g，老母鸡 1 只，盐少许。制法：将母鸡清理干净，桑枝也刷洗干净，切成小段，加水适量与鸡一起炖入锅中，待鸡汤浓时，加入盐调味。用法：食鸡肉饮汤。主治腰椎间盘突出症。

3. 威灵海风酒

桂枝 10g，牛膝 15g，威灵仙 20g，续断 15g，桃仁 20g，海风藤 20g，全蝎 3g，制没药 3g，制乳香 3g，白酒 1000mL。制法：将桂枝、牛膝、威灵仙、续断、桃仁、海风藤、全蝎、制没药、制乳香共浸入白酒中，密封，10 日后开封饮服。用法：每次 10～20g，每日 2 次。主治腰椎间盘突出症。

（六）其他疗法

1. 针刀疗法 使用针刀将椎间盘粘连组织推离神经根和硬膜，缓解临床症状。

2. 牵引疗法 适用于早期患者及反复发作的急性患者。多采用骨盆牵引，取屈髋屈膝位。原理是通过牵引使椎间隙和椎间孔增大，减轻对神经根的压迫；解除滑膜嵌顿，纠正小关节错位；降低椎间盘内压，促使椎间盘的回纳；紧张后纵韧带，回纳椎间盘等。一般每侧牵引重量为 10～20kg，每日 1～2 次，每次 30～60 分钟。

3. 物理疗法 使用电疗法或红外线石蜡等，改善微循环，消除水肿，减轻疼痛。

4. 神经阻滞疗法 将利多卡因、普鲁卡因等麻醉药加激素通过骶管滴注于硬膜外，起到消炎和减轻水肿的作用。

5. 手术疗法　对于病情严重，伴有严重下肢肌力减弱、感觉减退及马尾神经损伤者，可行腰椎间盘摘除术。

（七）预防和调护

1. 注意保暖，避免和减轻症状的发生和加重。

2. 急性期应严格卧硬板床 3 周，手术治疗后也应卧床休息，待疼痛减轻后，可适当加强腰部锻炼。

3. 不宜久坐、久站，或佩戴腰围。

4. 注意弯腰搬物的姿势，防止腰部损伤。

第十节　慢性腰肌劳损

慢性腰肌劳损主要指腰骶部肌肉、筋膜、韧带等软组织的慢性损伤，导致局部无菌性炎症，从而引起的腰骶部一侧或两侧的弥漫性疼痛。本病多见于中老年人，近年来发现青壮年发病也占相当比例，常与职业或工作环境有密切关联，是慢性腰痛中最常见的一种疾病。

一、发病原因

导致慢性腰肌劳损常见的原因有：

1. 积累性损伤　由于腰部肌肉疲劳过度，如长时间的弯腰工作，或由于习惯性姿势不良，或由于长时间处于某一固定体位，导致肌肉、筋膜及韧带持续牵拉，肌肉内的压力增加，血供受阻，肌纤维在收缩时消耗的能源得不到补充，产生大量乳酸，加之代谢产物得不到及时清除，积聚过多，而引起炎症、粘连。如此反复，日久可导致组织变性、增厚及挛缩，并刺激相应的神经而引起慢性腰痛。

2. 急性损伤治疗不当　即急性损伤之后未得到及时正确的治疗或者治疗不彻底。反复多次损伤，导致受伤的腰肌筋膜不能完全修复，因慢性无菌性炎症，受损的肌纤维变性或瘢痕化，也可刺激或压迫神经末梢而引起慢性腰痛。

3. 先天性畸形　如隐性骶椎裂使部分肌肉和韧带失去附着点，从而减弱了腰骶关节的稳定性，一侧腰椎骶化或骶椎腰化，两侧腰椎间小关节不对称使两侧腰骶肌运动不一致，造成腰背肌代偿性损伤。

4. 风寒湿邪侵袭　风寒湿邪侵袭可妨碍局部气血运行，促使和加速腰骶肌肉、筋膜和韧带紧张痉挛而变性，从而引起慢性腰痛。

二、临床表现

慢性腰肌损伤主要症状为腰或腰骶部疼痛，反复发作，疼痛可随气候变化或劳累程度而变化，时轻时重，缠绵不愈。腰部可有广泛压痛，脊椎活动多无异常。

1. 腰部酸楚、疼痛。受寒后症状会加重，遇热后症状可缓解。弯腰过久则疼痛加重，直腰困难。适当活动和改变体位或充分睡眠休息后症状减轻。

2. 腰部乏力。由于腰部乏力，稍有不慎即有"扭伤感"，症状随之加重，并伴有腰活动障碍。临床检查腰部肌肉松软、无力，无明显压痛。

3. 长期反复发作的腰背部酸痛不适，或呈钝性胀痛，腰部重着板紧，如负重物，时轻时重，缠绵不愈。充分休息，加强保暖，适当活动或改变体位姿势可使症状减轻，劳累或遇阴雨天气，受风寒湿影响则症状加重。

4. 腰部活动基本正常，一般无明显障碍，但有时有牵掣不适感。不能久坐久站，不能胜任弯腰工作，弯腰稍久，便直腰困难，常喜双手捶击腰背部。

5.腰背部压痛范围较广泛，压痛点多在骶棘肌、腰椎横突及髂嵴后缘等部位。

6.肌痉挛。触诊时腰部肌肉紧张痉挛，或有硬结及肥厚感。

7.X线检查，少数患者可有先天性畸形和老年患者骨质增生，余无异常发现。神经系统检查多无阳性体征，直腿抬高实验阴性，亦无反射障碍与肌萎缩。

三、中医的治疗与养护

（一）推拿疗法

以舒筋活血、益肾强腰为原则。患者仰卧，医者以双手循两侧太阳膀胱经由上往下用擦法，或揉法治疗，用力由轻到重，往返重复4～5遍。然后以掌根在痛点周围按揉2～3分钟。

（二）针灸疗法

针刺委中、足三里（见图5-3）、三阴交、肾俞、大肠俞、腰夹脊、志室等穴，针刺时可加上灸法，取针后热敷，再配合放血疗法效果更好。局部压痛点亦可行拔罐或理疗，有健腰强肾、疏通经络的作用。

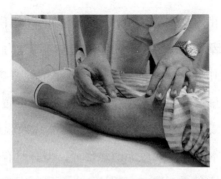

图5-3 足三里针刺

可用小针刀对压痛点可触及的条索状组织粘连部分进行局部剥离、松解，再配合火针，以达到疏通经络、松解粘连的目的。

（三）刮痧疗法

取足太阳膀胱经及督脉腰背段进行循经刮试；也可对肝俞、肾俞、大肠俞、八髎、秩边、委中、承山、足三里、三阴交等穴进行刮试。

（四）中药治疗

1. 内服药

气滞血瘀者治宜行气活血，舒筋祛瘀，方用活血舒筋汤加减；湿热蕴结者治宜清热利湿，舒筋通络，方用四妙散加减；风寒湿痹者治宜祛风除湿，温通经络，方用羌活胜湿汤或独活寄生汤加减；肝肾亏虚者治宜补益肝肾，强壮筋骨，方用金匮肾气丸、左归丸加减。

2. 外用药

局部可外贴伤湿止痛膏、狗皮膏等，或外涂正红花油、正骨水等。

（五）运动疗法

练功活动，可选用五点支撑法、三点支撑法或者俯卧位飞燕点水法进行锻炼以增强腰背肌的肌力，调节脊柱的内外平衡。

下面介绍几种效果可靠又简便易行的康复锻炼方法。

1. 腰部前屈后伸运动　两足分开与肩同宽站立，两手叉腰，作好预备姿势。然后做腰部充分前屈和后伸各四次，运动时要尽量使腰部肌肉放松。

2. 腰部回旋运动　姿势同前。腰部作顺时针及逆时针方向旋转各一次，然后由慢到快，由大到小，顺、逆交替回旋各 8 次。

3. "拱桥式"　仰卧床上，双腿屈曲，以双足、双肘和后头部为支点（五点支撑）用力将臀部抬高，如拱桥状，随着锻炼的进展，可将双臂放于胸前，仅以双足和头后部为支点进行练习。反复锻炼 20～40 次。

4."飞燕式" 俯卧床上，双臂放于身体两侧，双腿伸直，然后将头、上肢和下肢用力向上抬起，不要使肘和膝关节屈曲，要始终保持伸直，如飞燕状。反复锻炼 20 ～ 40 次。

以上方法于睡前和晨起各做 1 次。

（六）膳食食疗

1. 红花韭菜鳝粥

红花 2g，韭菜、鳝鱼各 250g，植物油、料酒、味精、盐、姜末、葱末、水淀粉各适量。韭菜洗净，切成细末，再将韭菜炒至七分熟，盛出备用。鳝鱼洗净，加清水煮片刻后捞出，鳝鱼剔骨取肉，撕成丝状和块状，加入红花、姜末、葱末、料酒腌制 30 分钟。炒锅内加油，放入鳝鱼肉等，翻炒后加入适量水，煮沸之后倒入韭菜末，加入盐、味精，调入水淀粉勾芡即可。此药膳有祛风除湿、散瘀止痛的作用。

2. 黑豆粥

黑豆 20g，粳米 60g，红糖适量。先将黑豆用温水浸泡一夜。洗净黑豆后，倒入锅内，用水煮沸数分钟后，随即加入粳米、红糖，煮至米熟粥稠后即可食用。黑豆营养全面，含有丰富的蛋白质、维生素、矿物质，具有祛风活血、利水消肿的作用。

3. 附桂猪蹄汤

制附片、桂枝各 8g，桑枝 40g，羌活 20g，猪蹄 1 对，盐、川椒、胡椒各适量。将猪蹄去毛，洗净剁块。再将制附片、桂枝、桑枝、羌活用纱布包好，放在清水锅里与猪蹄一起煮。待猪蹄煮至烂熟后，去药渣，用盐、胡椒、川椒等调味后，即可食用。此汤可温阳散寒、通筋活血。

（七）预防与调护

长期禀受风寒湿邪是诱发腰痛的重要原因，寒冷季节要注意保暖，不要在潮湿的地板上躺卧；长期处于某一固定体位时要有意识地经常变换体位，纠正不良姿势。平时要加强腰背肌及脊椎间韧带的锻炼和保护，运动或抬重物前做好准备活动。腰为人体运动的枢纽，摇动、按摩腰部能够健腰强肾，疏通气血，防治腰肌劳损。现具体介绍二种方法，以供参考。

1. 转胯运腰　站立姿势，双手叉腰，拇指在前，其余四指在后，中指按在腰眼部，即在膀胱经的肾俞穴位上，吸气时，将胯由左向右摇动，呼气时由右向左摆动，一呼一吸为 1 次，可连续做 8 ～ 32 次。

2. 旋腰转背　取站立姿势，两手上举至头两侧与肩同宽，拇指尖与眉同高，手心相对。吸气时体由左向右扭转，头也随着向后扭动，呼气时，由右向左扭动，一呼一吸为 1 次，可连续做 8 ～ 32 次。还可以积极参加太极拳、五禽戏、健身操等锻炼，这些传统的健身方法对预防腰肌劳损都有益处。

第十一节　梨状肌综合征

梨状肌综合征是引起急慢性坐骨神经痛的常见疾病。一般认为，腓总神经高位分支，自梨状肌肌束间穿出或坐骨神经从梨状肌肌腹中穿出。当梨状肌受到损伤，发生充血、水肿、痉挛、粘连和挛缩时，该肌间隙或该肌上下孔变狭窄，挤压其间穿出的神经、血管，因此而出现的一系列临床症状和体征称为梨状肌损伤综合征。本病多见于中青年人。

一、发病原因

梨状肌综合征分急性伤筋和慢性劳损两种类型，多由间接暴力所致，如髋部遇有扭闪跨越伤、反复下蹲等动作及慢性劳损，或感受寒冷潮湿，或经历人工髋关节置换手术后，或骨盆腔内炎症刺激等，均可使梨状肌遭受损失。特别是有坐骨神经走行变异者更易发生。急性伤筋可导致局部充血、水肿等炎症性反应及保护性收缩，使坐骨神经受到刺激、牵拉或挤压而出现相应的临床症状；慢性劳损主要病理表现为局部肌纤维的变性、挛缩及粘连，因累及坐骨神经、臀下神经等出现臀部和下肢肌肉萎缩、肌力减退等一系列临床症状。久之，可引起臀大肌、臀中肌的萎缩。本病归属于中医学"痹症"范畴，与气血凝滞，痹阻经络有关。

二、临床表现

患者有髋部扭伤外伤史或感受风寒湿等病史。主要症状是臀部酸胀疼痛，向大腿放射，一般为单侧发病，肌痉挛严重者，呈"刀割样"或"烧灼样"疼痛，咳嗽、喷嚏可加重疼痛，睡卧不宁，甚至出现跛行，偶有阴部不适、小腿外侧麻木。检查时腰部无压痛和畸形，活动不受限。梨状肌肌腹处有压痛和放射痛，有时可触及条索状隆起肌束。髋内旋、内收受限并可加重疼痛。梨状肌试验阳性，直腿抬高试验在小于 60° 时，梨状肌被拉紧，疼痛明显，而大于 60° 时，梨状肌不再被拉长，疼痛反而减轻，病员在蹲位休息后可减轻症状或消失。

三、中医的治疗与养护

（一）推拿疗法

常作为首选方法，推拿疗法通过局部手法缓解梨状肌痉挛，改善局部营养供应，解除对神经的压迫，修复受损的组织。急性期手法宜轻柔和缓，切忌暴力，以理筋轻手法为主，以免加重病情；慢性期手法宜深沉有力，以弹拨法为主。患者俯卧位，术者先按摩揉推臀部痛点数分钟，然后用拇指或肘尖用力深压来回拨动梨状肌，弹拨方向与梨状肌纤维方向相垂直，共 10～20 次。然后按压痛点和牵抖患肢。每周 2～3 次，连续 2～3 周。

（二）针灸疗法

取阿是穴及秩边、环跳、殷门、阳陵泉、足三里等穴位进行针刺，急性期采用强刺激，运用泻法大幅度提插捻转，以有酸麻感向远端放散为佳。对于病久、病情较轻者，应轻刺激，以平补平泻或补法或补法。刮痧：取足太阳膀胱经下肢段、足少阳胆经下肢段进行循经刮试；也可取八髎、委中、承山、阳陵泉、血海、足三里等穴位进行刮试。

针刀松解粘连，减轻肌肉内压，缓解肌肉痉挛，消除水肿，临床应用具有较好疗效。

（三）中药治疗

1. 内服药

急性期筋膜扭伤，气滞血瘀，疼痛剧烈，动作困难，治宜化瘀生新，活络止痛，内服桃红四物汤加减，外用消瘀止痛膏或外贴宝珍膏，复方南星止痛膏等；慢性病久体亏，经络不通，痛点固定，臀肌萎缩，治宜补养气血，舒筋止痛，可用当归鸡血藤加减，兼有风寒湿痹者，可选用独活寄生汤、祛风胜湿汤等。

2. 外用药

外用坎离砂热熨臀部。

（四）运动疗法

泡沫轴滚压，是使用者将自身重量施加于泡沫轴上，通过滚动产生的压力作用于肌肉及肌筋膜等软组织上，从而达到放松梨状肌、臀中肌、臀大肌及腘绳肌等肌肉的效果。该方法常被认为是自我筋膜放松技术的一种。它的作用机制与按摩手法类似，是通过促进血循环的加速、肌肉和肌筋膜梳理放松，缓解软组织的粘连而实现的。

（五）膳食食疗

1. 参枣茯苓粥

人参、茯苓各 3g，粳米 50g，红枣 15g，白糖适量。人参研碎成细粉。粳米、红枣、茯苓洗净放入锅中，加入适量水，大火煮沸。改小火煮成粥，加入人参粉及白糖，调匀即可。人参是滋阴补气血的佳品，红枣具有益气补血、健脾和胃、祛风化湿的作用。此粥补益气血，适用于气血亏虚的患者。

2. 三七蹄筋汤

蹄筋 100g，三七 20g，威灵仙 15g，竹笋 50g，火腿肠 1 根，料酒、姜片、葱段、盐、水淀粉各适量。把三七、威灵仙洗净，用纱布包起来；蹄筋、竹笋、火腿肠洗净切好。把三七、威灵仙、蹄筋一起放入锅中，加入清水，烧开后改用小火煮 30 分钟。把纱布袋捞起来，加入料酒、姜片、葱段、盐，烧开后加入竹笋、火腿肠，煮沸后加入水淀粉勾芡即可。此药膳祛风化湿、活血散瘀

3. 荔枝鸡球

荔枝肉 10g，鸡肉 200g，红椒 15g，盐、食用油适量。先将荔枝肉、鸡肉稍加漂洗。将鸡肉切碎，捏成丸子状。锅中注油，炸鸡肉丸子，捞出。锅中留少许油，放入鸡肉丸子、荔枝肉、红椒翻炒。加盐调味，盛盘即可食用。此菜补气养血、濡养筋脉。

（六）预防和调护

急性期疼痛严重者应卧床休息，将伤肢保持在外旋，外展位，避免髋关节的旋转动作，使梨状肌处于松弛状态。疼痛缓解后应加强髋关节及腰部活动和功能锻炼，以减少肌肉萎缩，促进血液循环。一旦怀疑为梨状肌综合征，立刻暂停跑步、骑车等任何能引起病痛的运动；避免久坐或久卧，适当站立。需要注意的是，在没有专业的医生指导下，切不可自我按

摩或是拉伸，更不要进行热敷、艾灸或涂抹麝香等，以免加重病情；一旦确诊为梨状肌综合征请尽快就医，时间越久治疗难度越大。正常人运动前切记热身，防止拉伤肌肉。

第十二节　膝骨性关节炎

膝骨性关节炎是一组以膝关节软骨退变为主要病理特征，以膝关节周围疼痛、功能障碍为主要表现的临床综合征，也是最常见的慢性病、多发病之一。膝骨性关节炎属中医学"痹证"范畴。

一、发病原因

膝骨性关节炎多因邪气乘虚而入，留滞筋骨，阳滞脉络，致使筋脉失于濡养而致病。它是中老年人常见的骨关节病，其主要病理改变为关节软骨退行性改变，累及骨质、滑膜、关节囊及关节其他结构的慢性无菌性炎症，局限性的关节软骨破坏及关节边缘的骨赘形成。

二、临床表现

膝骨性关节炎进展缓慢，最终导致关节功能紊乱，以膝关节疼痛、肿胀、僵硬、功能障碍为主要临床表现。发病无地域、种族差异，和年龄、肥胖、创伤、炎症及遗传因素有关，其最终致残率为53%，严重影响患者的生活质量。

三、中医的治疗与养护

（一）推拿疗法

早期损伤较轻，症状不明显者，可在膝部上下施以轻柔的揉、摩、擦等手法；晚期对关节屈伸活动困难者，可进行屈伸手法，以缓解疼痛。

（二）针灸疗法

以"从筋论治"为原则，温针灸膝三针（犊鼻、梁丘、血海）、足三里、阴谷、阴陵泉、委中、承山等穴位，再配合艾灸和 TDP 照射来治疗膝骨性关节炎。刮痧：循经刮拭，循着足少阴肾经、足厥阴肝经、足太阴脾经、足阳明胃经、足少阳胆经、足太阳膀胱经的膝段刮拭，也可对内膝眼、外膝眼（犊鼻）、阴谷、足三里、血海、阴陵泉、委中、承山等穴位进行刮拭。

（三）中药治疗

1. 内服药

当归拈痛汤合宣痹汤适合治疗湿热痹阻型膝骨性关节炎；壮筋养血汤温经活血，壮筋活络，适用于迁延不愈，筋脉失养型膝骨性关节炎；桃红四物汤活血消肿，祛瘀止痛，适用于疼痛剧烈的气滞血瘀型。

2. 外用药

（1）桃红四物汤加伸筋草、透骨草煎汤配合艾灸或烫疗包外敷治疗轻中度膝骨性关节炎。

（2）穴位敷贴，以鸡血藤、驳骨草、透骨草、川乌、草乌、海桐皮、当归、牛膝等为原材料敷贴于患部。本方采用海南鸡血藤、海南驳骨草为君药，共奏行气、活血、祛风、止痛之效。当归是血中之气药，阴阳动静相配，故既能补血，又能和血，加入活血祛瘀之牛膝，力专下肢活血化瘀的之功。助君药活血化瘀止痛。川乌、草乌、透骨草能祛风散寒，止痛，主治膝骨性关节炎疼痛痛及四肢拘挛，达到舒筋活络而改善关节功能。海桐皮味苦，气辛，性平和，善循经行于腰膝，能祛风通络、蠲除下身痹痛，气行则血行，助补血活血药物之效。同时，加温针对穴位刺激，增强药物渗透，加强疗效。

（四）膳食疗法

1. 杜仲猪骨汤

猪骨 300g，补骨脂 10g，杜仲 15g，枸杞适量，盐少许。将猪骨洗净，与补骨脂、杜仲等一起放入砂锅中。加清水适量，共煮 2 小时，取汤加盐后调味，即可食用。根据个人喜好，枸杞可酌量加入。杜仲可以补肝肾、强筋骨，补骨脂可以补肾助阳。此汤补益肝肾，益筋填髓。

2. 芡实虾粥

芡实 30g，基围虾、粳米各 50g，料酒 10mL，生姜 5g，葱 10g，鸡精、食盐、鸡油、胡椒各适量。芡实去除杂质洗净；基围虾洗净，开背去肠，去除头部，生姜切片。将芡实放入锅中，炖 30 分钟，放入洗净的基围虾和粳米，加入料酒、生姜、葱。煮熟后，加入盐、鸡精、鸡油及胡椒粉，取汤服用。此粥强筋壮骨、补血补钙。

3. 当归川芎鸡

川芎 10g，当归 15g，红枣、枸杞、花生各 20g，鸡肉 300g。将上述原料洗净，先煎煮川芎、当归约 30 分钟，去渣取汁。然后加鸡肉、红枣、花生和适量水，大火煮沸后，改小火煮汤。最后加入枸杞稍煮，即可食用。当归补血活血、调经止痛；红枣益气养血，是滋补佳品。此汤养血活血，体质虚弱者亦可常饮用此汤。

（五）其他疗法

关节镜清理术治疗膝关节骨性关节炎，手术创伤小，恢复快，可有效的解除或缓解临床症状，改善关节功能，延缓疾病病程的发展，是治疗骨性关节炎的一种有效措施。小针刀综合疗法对膝骨性关节炎也有较好疗效。

（六）预防与调护

膝骨性关节炎一种发病率很高的风湿病，与衰老、创伤、炎症、肥胖、代谢障碍和遗传等因素有关。因此对于膝骨性关节炎的自我诊断，及早发现病情、采取防治措施，十分重要，而疼痛、僵硬、肿胀、发出摩擦音等均为发病症状。关节病变早期如能采取措施，治疗效果会更理想一些。但病情恶化后，很可能会出现永久性的活动功能丧失。

第十三节　踝关节扭伤

踝关节又称距小腿关节，由胫、腓骨下端的踝关节面与距骨滑车组成，其作用主要为负重。踝关节扭伤甚为常见，可发生于任何年龄，但以青壮年居多。临床分为内翻扭伤和外翻扭伤两类，以前者多见。

一、发病原因

多因踝关节突然受到过度的内翻或外翻暴力引起的。其中尤以跖屈内翻扭伤多见，当踝关节处于跖屈位时，距骨可向两侧轻微活动而使踝关节不稳定，此时外侧的距腓前韧带因遭受的张力最大而容易损伤；单纯内翻扭伤时，容易损伤外侧的跟腓韧带；由于三角韧带比较坚强，外翻扭伤较少发生，但严重时可引起下胫腓韧带撕裂。

直接的外力打击，除韧带损伤外，多合并骨折和脱位。

二、临床表现

踝关节扭伤有明显的外伤史。受伤后踝关节骤然肿胀、疼痛，不能走路，勉强行走时疼痛加剧，局部压痛，韧带牵提试验阳性，伤后 2～3 天局部可出现瘀斑。内翻扭伤时，在外踝前下方肿胀、压痛明显，足内翻时剧痛；外翻扭伤时，在内踝前下方肿胀、压痛明显，足外翻时剧痛。经麻醉止痛后可能查出抽屉试验阳性、内翻应力试验阳性等。检查时须与对侧正常关节进行对比，防止因先天性关节松弛导致误判。慢性损伤或反复扭伤的患者症状相对较轻，抽屉试验和内翻应力试验更易引出阳性体征。

影像学检查：首先应拍摄踝关节正位、侧位 X 线片排除是否有踝关节骨折。随后可进行 MRI 检查，近一步确定韧带损伤的情况，并知晓关节囊及关节软骨损伤的情况。根据体征和影像学检查确定踝关节扭伤的部位及严重程度。

三、中医的治疗与养护

（一）推拿疗法

对单纯韧带扭伤或韧带部分撕裂者，可进行手法治疗。肿胀严重者，则不宜重手法。患者平卧，术者一手托住足跟，一手握住足尖，缓缓做踝关节的背伸、跖屈及内翻、外翻动作，然后用两掌心对握内外踝，轻轻用力按压，有散肿止痛的作用。并由上到下理顺筋络，反复进行数遍，再按摩商丘、解溪、丘墟、昆仑、太溪、足三里等穴。

（二）针灸疗法

针刺大陵、商丘、解溪、丘墟、昆仑、太溪、足三里、阿是穴等。

（三）中药治疗

1. 内服药

内服初期治宜活血祛瘀，消肿止痛；后期宜舒筋活络，温经止痛。

2. 外用药

外用初期外敷活血化瘀，消肿止痛。后期可配合舒筋活络、温通经络的药物熏洗。

（三）运动疗法

损伤急性期，在疼痛减轻后，应尽早进行跖趾关节屈伸运动；解除固定后开始锻炼踝关节的伸屈功能。

（四）膳食疗法

1. 山楂丹参粥

山楂、粳米各 50g，丹参 15g，冰糖适量。先将山楂、粳米、丹参洗净，随后将丹参入锅先煮，去渣留汁，再放入山楂、粳米，适量清水。用大火煮沸后，即转为小火熬半小时左右，成粥后再加冰糖略煮即可食用。山楂可以行气散瘀，丹参能活血祛瘀，止痛。此粥活血化瘀，通络止痛。

2. 川乌粥

把川乌捣碎，研成非常细的粉末。先煮粳米，粥快熟的时候加入川乌头末，改用小火熬，熟后加入姜汁及蜂蜜，搅匀即可食用。川乌有明显的抗炎、镇痛作用，姜汁可以活血祛寒。此粥祛散寒湿、通利关节、温经通络、止痛。

3. 通经除痹汤

当归、鸡血藤、丹参、海风藤各 15g，乳香、没药、姜黄、威灵仙、地黄、制川乌各 10g，连翘 30g。将上述药物洗净。用水煎服。当归补血活血、调经止痛，鸡血藤舒筋、活络、活血，连翘消肿散结。此汤活血通络，除湿化痰。

（五）其他疗法

韧带断裂因单纯行石膏固定未能得到良好愈合，以致踝关节松弛无力者，可考虑行手术治疗；损伤中后期，关节仍疼痛剧烈者，可做痛点封闭，每周 1～2 次。

（六）预防与调护

踝关节扭伤一般均为意外损伤，没有一种有效的方法可以预防踝关节扭伤的发生。增强踝关节周围肌肉力量，进行高危运动时佩戴合适的护具，熟练掌握所进行运动的技术动作均可以部分防止踝关节扭伤的发生或降低踝关节扭伤的严重程度。踝部扭挫伤早期，肿胀严重者可局部冷敷，忌手法按摩；注意避免反复扭伤，以免形成习惯性踝关节扭挫伤。

第十四节　跟痛症

跟痛症主要指跟骨跖面由于慢性损失所引起的以疼痛，行走困难为主的病症，是由外伤、劳损、足跟部某种疾病引起的，跟骨骨膜及周围纤维组织损伤造成的无菌性炎症，是一种常见的慢性损伤性疾病。好发于 40 岁以上的中老年人。

一、发病原因

跖腱膜在跟骨的附着点经常受到强大的牵拉力作用，使这一区域的跖腱膜及跟骨骨膜容易损伤。另外跟骨骨刺也可压迫内跖、外跖神经之分支，造成顽固性跟痛。人体重量相当大一部分集中在跟骨结节上，这也是它容易损伤的原因之一。此外突然长途行走，或长时间站立劳动，或足跟损伤后周围软组织的炎症或鞋底过硬等也是常见的诱发因素。

中医学认为本病属于"痹证"范围，多因年老肝肾亏虚，筋骨失养，复感风寒湿邪或因慢性损伤，伤及筋骨，导致气血瘀滞，痰瘀内阻，其病程缠绵，久病伤肾入络，入侵于骨，致跟骨关节活动受损而成。

二、临床表现

常见跟骨内侧结节处或足跟底部灼痛，疼痛呈持续性，足跟着地、大量运动、负重走楼梯后或晨起站立时疼痛加重，行走片刻后疼痛减轻，局部无肿胀，有压痛。严重者足跟软组织可发红及肿胀，压痛范围扩大。经休息一段时间后，疼痛可自愈，可反复发作。

在跟骨侧位 X 线片上可见到跟骨骨刺。但有跟骨骨刺的患者，并不一定会发生跟痛症。而有跟痛症时，往往在经过治疗使跟骨周围软组织炎症消散、症状消失后，而跟骨骨刺仍然存在。跟骨骨刺是老年人骨与关节发生退行性变和老年化生理特征性表现。X 线片协助诊断。多数患者有跟骨骨质疏松。

三、中医的治疗与养护

（一）推拿疗法

1. 擦跟疗法　患者取俯卧位，患侧屈膝90°，足底向上，医者以擦法施于足跟底部，重点在足跟的压痛点及周围，约10分钟，然后辅以掌擦法使足跟温热即可。

2. 按揉法　患者取仰卧位，医者以大指从足跟部沿跖筋膜按揉数遍，再配合弹拨跖筋膜，重点在其跟骨附着点周围及然骨穴，然后顺筋膜方向用掌擦法，以透热为度。

3. 按摩法　患者取俯卧位，医者从患肢小腿腓肠肌起，至跟骨基底部，自上而下以抚摸、揉捏、推按、点压、叩击的手法顺序施治，使局部产生热胀与轻松感。点压时重点取三阴交、金门、中冲、太冲、照海、昆仑、申脉等穴。

4. 叩击法　患者取俯卧屈膝位，足心向上，医者摸准骨刺部位压痛点，一手握住踝部固定，一手以掌根叩击痛点，由轻至重逐渐加力，连续数十次，再以手掌在足跟部用擦法。

（二）针灸疗法

1. 针刺三阴交、阴陵泉、太溪、照海、然谷、昆仑、仆参、阿是穴等。

2. 运用针刀对粘连部分进行局部剥离、松解，再结合跖腱膜牵拉训练治疗顽固性跟痛症。

（三）中药治疗

疼痛重者治宜养血舒筋，温经止痛，口服非甾体类抗炎镇痛药物；肾虚者治宜滋补肝肾，强壮筋骨。跟痛证的五个类型均以足跟痛为共性，其特点为痛有定处，固定不移，病因为足部经脉和瘀血阻滞，不通则痛所致。临证多以活血通络为法，采用活血化瘀、温经通络的药物，如熨风散外敷或熏洗以治疗跟痛症。寒湿偏重者用酒调消瘀膏；湿热偏盛者用醋调消瘀膏。这种内服外敷相结合的治疗方法，有利于培补肾阴肾阳，消瘀止痛，具有较好的临床疗效。

（四）运动疗法

常做下列 3 个动作可以缓解足跟痛。

1. 足弓拉伸：平躺在床上，抬起并伸直腿，用一条毛巾把足前部裹起来，然后双手拉动毛巾，拉伸大脚趾根部球状关节和脚踝，直到膝盖伸直，足部慢慢指向鼻子。这种方法可以有效拉伸足跟筋膜。

2. 脚底蹬踏动作：平躺在床上，双脚伸直，模拟蹬自行车的动作，这个动作能增强跖腱膜的张力，加强其抗劳损的能力，减轻局部炎症。

3. 脚趾夹物法：把脚趾弯曲做出要夹住一支铅笔的姿势，这个运动专门拉伸处于足底筋膜下的肌肉组织群。

（五）膳食疗法

1. 五子当归羊肉汤

羊肉 250g，枸杞子、菟丝子、女贞子、五味子、当归、生姜、桑椹各 10g，肉桂 5g，料酒、豆油、盐各适量。先将当归、枸杞子、菟丝子、女贞子、五味子、肉桂、桑椹洗净，放入纱布包好。将羊肉洗净切片，用生姜、料酒、豆油腌渍。随后将羊肉放入锅内，加入纱布包，加入清水、盐，大火煮沸后，再以小火煮半小时，随即取出纱包即可，此药膳温经通络、培补肝肾。

2. 薏米红豆汤

薏米、红豆各 50g，山药 15g，梨 200g，冰糖适量。将上述原料洗净。山药和梨切成小块。将材料放入锅内，加入适量水，用大火煮沸后改小火煎，加入适量冰糖即可。薏米可以抑制骨骼肌收缩、利水渗湿，红豆可以利湿、消肿、消炎。此汤化痰除湿、舒筋止痛。

（六）其他疗法

1. 物理疗法　可用超短波，红外线法配合治疗。

2. 封闭疗法　醋酸氢化可的松 25mg 加 1% 普鲁卡因 2mL 或醋酸氢化泼尼松加利多卡因 2mL 痛点局封，使局部无菌性炎症消退。

3. 手术疗法　可采用关节镜下进行微创手术治疗。

（七）预防与调护

1. 跖筋膜炎患者在急性期间应注意适当的休息，减少负重，控制剧烈运动。症状缓解后，逐渐进行足底部肌肉的收缩锻炼，以增强足底肌的肌力。

2. 注意局部保暖，避免寒冷刺激，可用温水泡脚，有条件时辅以理疗，可以减轻局部炎症，缓解疼痛。

3. 尽量避免穿着软的薄底布鞋。

4. 足跟部应用厚的软垫保护，也可以应用中空的跟痛垫来空置骨刺部位，以减轻局部摩擦、损伤。

5. 经常做脚底蹬踏动作，增强跖腱膜的张力，加强其抗劳损的能力，减轻局部炎症。

6. 当有持续性疼痛时，应该口服一些非甾体类抗炎镇痛药物治疗。

7. 如果疼痛剧烈，严重影响行走时，局部封闭治疗是疗效最快的治疗方法。

参 考 书 目

[1] 马伟 . 中医筋伤学 [M] . 北京：人民卫生出版社，2012.

[2] 施杞，王和鸣 . 中医骨伤科临床研究 [M] . 北京：人民卫生出版社，2009.

[3] 陈秀华 . 中医外治疗法治百病丛书：三棱针法 [M] . 北京：人民卫生出版社，2014.

[4] 王广尧 . 国家级名老中医用药特辑：颈肩腰腿痛诊治 [M] . 长春：吉林科学技术出版社，2015.

[5] 郁国民，张智来 . 骨伤推拿学 [M] . 北京：北京科学技术出版社，2012.

[6] 黄桂成，王拥军 . 中医骨伤科学 [M] . 北京：中国中医药出版社，2016.

[7] 马勇 . 中医筋伤学 [M] . 北京：人民卫生出版社，2012.

[8] 谢艳，尚延春，赵治伟 . 实用骨伤药膳荟萃 [M] . 郑州：郑州大学出版社，2013.

[9] 史传道，边敏佳 . 看图刮痧 [M] . 北京：金盾出版社，2017.

[10] 徐厚平，汪建英 . 中医食疗 100 问 [M] . 北京：中国医药科技出版社，2016.

[11] 刘献祥 . 实用骨伤药膳疗法 [M] . 福州：福建科学技术出版社，2000.